罹癌，是我生命中的禮物

從此勇敢表達情緒，不再當好好小姐

圖文・林珮瑜

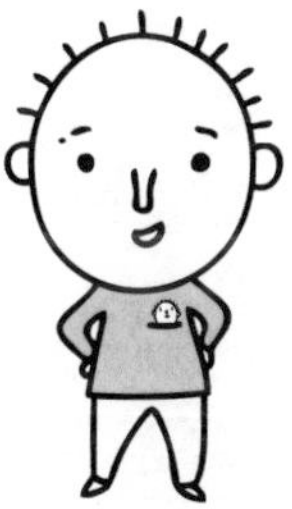

原書名：重生，讓我更勇敢

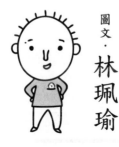

目
Contents
錄

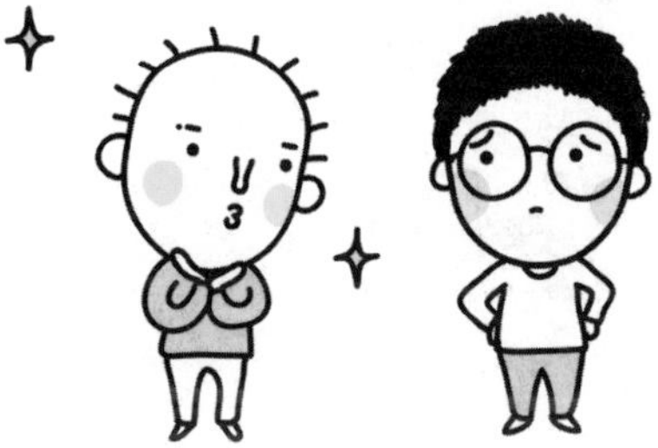

Part 4 我們都一樣

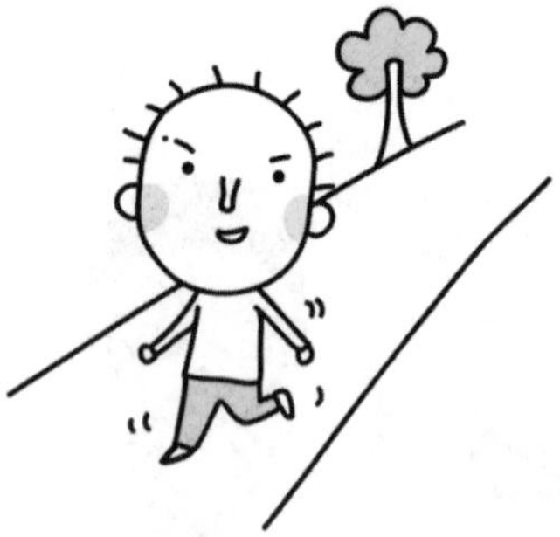

Part 5 我，又是健康的人了

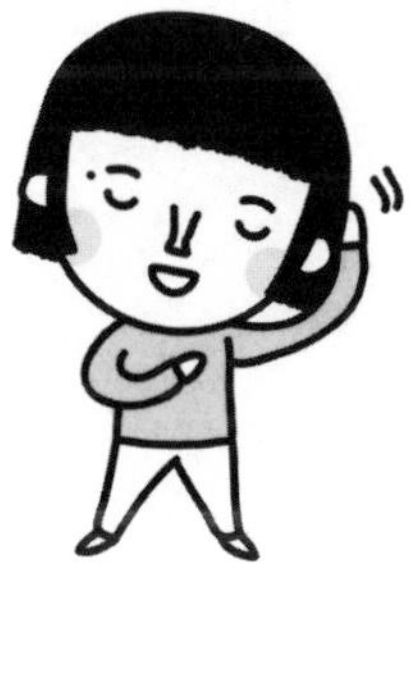

推薦序

祝福所有癌友都能堅強度過挑戰！

人生充滿意外，而且意外才是人生的本質。在與癌症病人工作二十多年的歲月裡，充分感知到意外的如影隨形，它不會因為我們更加警醒而消失，不管我們如何調整，意外總是不可預期的訪客。

欣賞珮瑜透過詼諧的態度去面對一個沉重的疾病，並且分享血淚交織的生命態度與智慧，這些輕巧的文字背後都是苦辣酸澀的日復一日，以及家人無止盡的關愛與守護。常常重擊我們的不是事件本身，而是事件所引發的情緒，謝謝珮瑜讓我們有機會窺視一趟不凡的旅程，除了堅強之外，人性的軟弱、匱乏與恐懼也是正常的，當我們願意看到肉身下的限制與殘破，也許更能體會珍惜與感謝。

生命課題無窮盡，除非願意嘗試，否則舌尖上的味道肯定單一乏味，既然無法避免這場人生饗宴，就一起大快朵頤吧！

希望這本書，能幫助癌友與癌友家屬，能更有勇氣地面對癌症，只要相信醫生，相信自己，都能堅強度過挑戰！

癌症希望基金會副執行長

鄭凱芸

推薦序

一本陪伴患者與家屬，度過人生考驗的療癒書

珮瑜是我治療過的一個乳癌病患，她和多半進行放射治療的乳癌患者一樣，整個治療過程相當平順，並沒有什麼特別的意外。沒想到治療後約兩年，能夠讀到她描繪治療歷程的圖文書，算是我行醫過程中一個意外的驚喜！

站在一個乳癌患者的視角，整本書所描繪的生活、情緒起伏變化過程，常是許多乳癌患者會經歷的。首先包括：一開始發覺身體有些微小的異狀時，許多人都會有鴕鳥心態，覺得不要去理它，過一段時間就會消失了，或者「我不會這麼倒楣吧？」

其次，當被醫生告知有罹患疾病的時候，許多人都會先抱著否定的態度，「可能這個醫生診斷錯誤」、「可能檢查有誤差」……等。

再來不得不面對生病的現實時，則會有憤怒的反應，像是：「我的生活習慣這麼健康為什麼會生病呢？上天對我太不公平了」、「一定是○○○給我的壓力太大，才害我生病的」……等。接下來，就是在治療的副作用當中，渡過人生最辛苦的一段。

當治療告一段落後，也不一定雨過天青，還得時時擔心復發的可能，以及疾病和治療對日後生活造成的長期影響。其中，與乳癌病患比較相關的問題，可能就是結婚、懷孕和生育小孩。尤其台灣的乳癌病患有逐漸年輕化的趨勢，有這方面擔心的病患應該不少。

不過，乳癌病患及家屬可以放心的是，二〇一八年，美國一項大型研究發現，乳癌患者在治療後，懷孕、生產並不會影響患者的存活，也不會增加乳癌復發的風險。因此，患者們可以按照自己原來的期待，好好規劃未來的人生和家庭生活。

珮瑜以圖文並茂的方式，畫出她抗癌過程及克服種種問題的經歷，相信可以給許多類似的患者，在走過人生這個關卡的過程當中，予以很大的幫助與鼓舞。期待珮瑜的這本書能夠幫助更多患者及家屬，一同度過這個人生的大考驗！

振興醫院放射治療科主任 王崇華

推薦序

任性小女孩，脫胎換骨為愛自己的大齡女子

我所認識的珮瑜，是位敬業、負責任的工作者，無論工作有多困難，總是喘著氣、咬著牙完成。最令人難忘的是，二〇一三年辦理「為記憶而走」國際活動，當時有三十多國、四千多人參加，就連我國最高首長包含總統、立法院長、內政部長、台北市長皆出席此盛大活動，各國代表莫不留下深刻美好的回憶。珮瑜雖是此活動的生手，但仍努力溝通協調、解決問題，堅毅地完成這項艱巨複雜任務，實在了得！但是，如珮瑜在書中所述，她是個任性又偏食的人，愛吃甜食不打緊，健康的食物還通通拒吃，時常讓我擔憂到想拿吹氣槌子打醒她，對於她講也講不聽的個性，也只能搖頭了。

乍聽到珮瑜罹癌的消息，同事們都很震驚，她是這麼的年輕！只能常為她禱告，祈求上帝憐憫醫治珮瑜。同時，這也令身邊年輕的同事們，開始注意身體健康，不敢太放縱自己，願意多吃一些健康的食物。

上帝的安排確實都有祂的美意！要讓超級任性的人改變，似乎也得有非比尋常的手

段。上帝出此招是驚險了些，但珮瑜完美接招，身心接受苦痛洗鍊，從中領悟許多人生重要哲理。珮瑜從一位任性小女孩，脫胎換骨為成熟、自在、愛自己也常感恩的美女，人美、心更美！感謝上帝！讓珮瑜重拾健康，並展開新人生！

這本書是陪伴癌友們與癌友家屬的一本好書，相信不同的人，在生病過程中，都有相似的心路歷程，希望珮瑜的經歷能帶給癌友與癌友家屬們一些鼓勵及幫助。從書中，感受到珮瑜真實流露的情感、帶著幽默的筆觸以及令人會心一笑的插圖，不禁讓人既心疼她的經歷，又佩服她面對病痛的勇氣。這是一本值得所有年輕朋友閱讀，相信能從作者經驗中有所省思及收穫的好書。

努力堅持健康生活的珮瑜，已展開新的人生，給珮瑜及愛她的家人（含Wa老大）大大掌聲！願上帝祝福珮瑜及家人，平安、健康、幸福！

台灣失智症協會秘書長　湯麗玉

Hi！我有話想說……

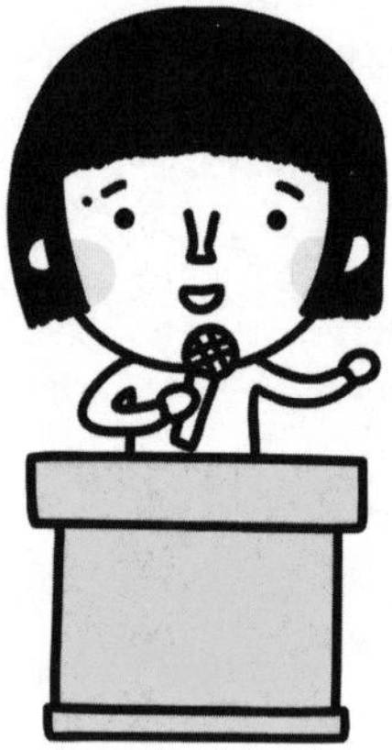

老實說，我從來沒想過自己會和癌症扯上關係。尤其是家族並沒有出現任何婦科癌症的病史。不過，它就是這樣發生了。我雖然驚愕不已，但重新檢視了自己過去的生活方式，頓時發現許多事其實習習相關。當初不懂事，做了許多任性的行為，現在罹患乳癌，也沒什麼好意外的。因此，我很快就坦然接受了這個事實。

二〇一七年一月，我完成了將近八個月的抗癌之戰，中間經歷了一次手術、六次化療和三十五次放療。一路走來雖然辛苦，不過能再次找回自己的健康，當然值得。而且，換個角度來想，這也是難得的人生經歷，正好以後可以拿來說嘴。

被確診為乳癌一期後，我開始到處勸世，要大家開始預防乳癌，並盡量少吃糖，我像獻寶似地大秀人工血管，希望用自己的親身經歷，來提醒周遭的朋友們要小心謹慎，隨時仔細檢查自己的胸部，就算是纖維囊腫，也別掉以輕心。

我坦言，若不是罹患乳癌，自己絕對不可能立即大刀闊斧地進行人生改革運動，每件事情都有存在的意義，乳癌也不例外，對我來說，它就像是一個重新認識自己的機會，提醒自己該好好地檢視人生，看看是否有需要做修正或是調整的部份，完成修復後又能重新出發。就像車子突然故障，總是需要送去修車廠好好修理，整頓完畢後便能再次上路。

過去的我是一位好好小姐，因為太在意他人的眼光，所以做了很多超乎自己負荷的事，現在再回過頭來看，只覺特別心疼。我承認，我已經不像以前只顧著討好別人，而是將自己放在最優先的位置，我想，這種改變，應該更有助於身心健康的維持吧！

我也沒有因此變得特別樂觀，不過，我終於懂了，有些事不用和別人比較，按照自己的節奏逐步完成就好，若有進步，就送自己一個擁抱和鼓勵，若是落後，就摸摸自己的頭，對自己說聲加油。有些事真的需要等待，順其自然就好。許多事，並沒有想像的那麼嚴重，以平常心看待，自然也能找出最適合自己的生活之道呢！

一開始，我其實並沒有打算記錄這些過程，與其說是懶散，不如說是逃避。不過，隨著治療的逐項完成，我心想，用來鼓勵自己的話語，也許可以幫助其他乳癌病友，再加上我完成治療後沒幾個月，好友竟也被確診了乳癌，讓我驚愕萬分。

所以，我決定寫下這段抗癌的過程，來幫助這些和我一樣的女孩們。在書寫的過程中，偶爾想起一些曾經歷過的情境時，仍會忍不住嚎啕大哭。我才驚覺，原來有些情緒只是先擱在內心深處，並沒有真正得到安撫，透過一字一句的坦白，我竟也莫名得到療癒了。我從沒想過，這本書第一個幫助的人，竟然會是自己。

這本書沒有太多的醫學知識，只是單純敘述了這一路的心路歷程，希望能透過文字，讓和我一樣的女孩們知道：乳癌其實沒那麼恐怖，早期發現早期治療，才能讓自己及早恢復健康；請相信醫生，也相信自己，只要勇敢面對這次的挑戰，便能找回健康的自己，繼續開始另一段精采的人生喔！

林珮瑜

Part
①
失控

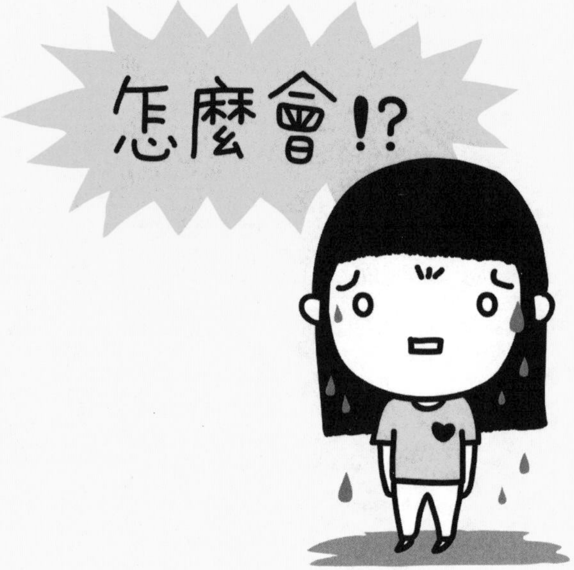

二〇一五年七月，我和男友Water（又稱Wa老大）展開第二次的長程旅行。這一次，挑了遙遠的南美。兩人先在美國停留兩週，才轉進南美的哥倫比亞。

沒幾天，我竟在左胸摸到一顆小肉瘤，雖然驚嚇，但仍說服自己這沒什麼大不了。

等到旅程結束返回台灣，已是十個月之後的事。我依然不以為意，並拖上了好幾個星期，最後才從旁人得知，這件事似乎有些嚴重。於是我立刻前往醫院，做了超音波和穿刺切片檢查。未料，檢驗報告的結果不太好……。

1

旅行才開始，左胸竟出現了一顆小肉瘤：

因為貪玩，我樂觀想像這只是一件小事

二〇〇九年，我和Wa老大在澳洲北邊小城相遇，結束了一年半的澳洲打工度假後，兩人飛去裴濟和紐西蘭，一口氣玩了兩個月才甘願返回台灣。嚴格來說，這是我們第一次的長途旅行，原以為第二次的遠行，應該需要好些年，沒想到一次的閒聊成了契機，我們決定在三個月後，二〇一五年七月，再次出發。

由於流浪預算有限，歸期未定，我只好提出辭呈，並在離職申請書上的原因一欄，寫下了「為愛走天涯」，乍看之下很浮誇搞笑，卻又覺合情合理，當時還得到了秘書長、副秘書長、主管和同事們的祝福，令人格外感動。

在一連串的道別後，我成了無業之身，出發前一個月，除了密集準備打包，也跑去診所徹底檢查了牙齒，以免在國外突然鬧起牙痛，反而得花上一大筆的機票錢飛回台灣。

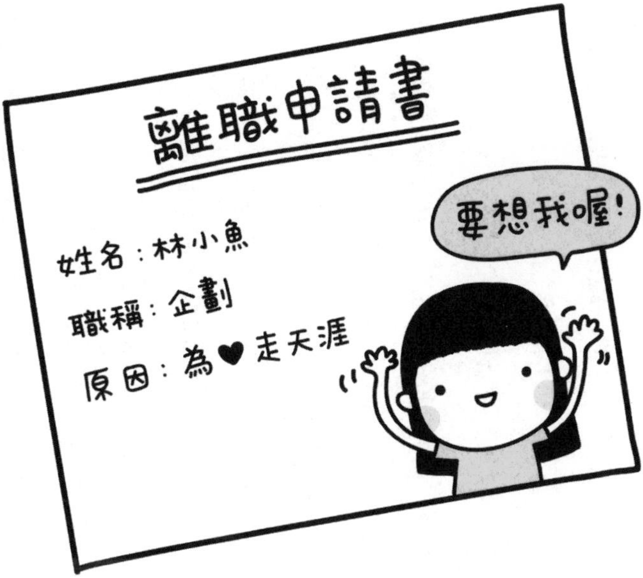
離職申請書
姓名：林小魚
職稱：企劃
原因：為♥走天涯
要想我喔！

另外，最讓人在意的是左胸，這陣子的不明脹痛，讓我擔心不已，因此特別去婦產科排了超音波檢查，醫生說看來沒問題，我一聽，心頓時踏實許多。

我們的旅行路線向來隨性，在美國短暫停留兩週後，就飛往了南美的哥倫比亞，抵達沒幾天，我洗澡時竟在左胸摸到一顆硬硬的小肉瘤，長度大概和食指第一個指節差不多，詭異的是，這顆小肉瘤不會疼痛，也不會移動。

小肉瘤的存在，讓我有些驚嚇，立刻上 Google 查了資料，心想應該是良性的吧！也許是不願放棄這次好不容易爭取而來的旅行，只好樂觀想像，小肉瘤只是太想跟我一起出去玩，才會突然出現。我雖然假裝不在意，但還是會趁洗澡時摸上幾回，逐一確認小肉瘤的長寬高，每一天的檢查聽來消極，卻彷彿帶來了些許的安心感。

我們從哥倫比亞轉進厄瓜多，再下接秘魯，因為和秘魯 Airbnb 房東交情不錯，我一度想叫房東帶我去秘魯的大醫院，確認小肉瘤的好壞，不過想到自己的英文爛的可以，西文破的可笑，萬一把好的聽成壞的，壞的聽成好的，那就太悲慘了，反正它沒有長大，應該算是一件好事吧！

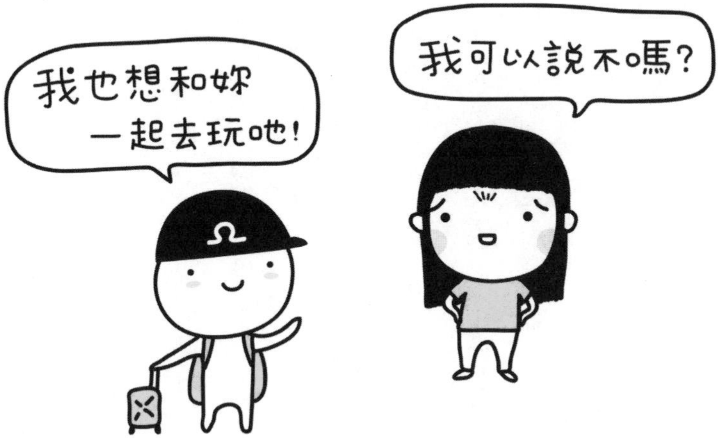

近十個月的旅程，我們的流浪版圖從南美五國，連上了美國和加拿大，小肉瘤依然存在，不同的是，它好像長大了，也愈來愈硬，幸好，旅程已近尾聲，是該去給醫生看一下了。

2 回台後的忐忑不安：

該面對的還是得面對，不能再繼續逃避了

我回到台灣後，莫名感到如釋重負，熟悉的生活方式，讓我的樂觀變得荒謬過頭，原先在意的那顆小肉瘤，似乎也沒什麼大不了。另一方面，可能是因為實在太害怕面對那顆小肉瘤的真相，即使人已在台灣，卻還是拖上了好幾個星期。

某日，我無意間和同學們提及了小肉瘤的存在，本以為只是一場日常對話，未料，她們的反應卻是出乎意料的激烈。同學們要我迅速去大醫院檢查，我不以為意，還找了各種藉口來推託，像是大醫院很難掛號、不曉得要掛哪一科、哪個醫生比較好等等，我企圖轉移話題，卻完全不被理會。

同學們馬上翻找網路資料，不僅丟來一堆密密麻麻的網址連結，並不時關切我的就醫進度，一發現我拖延許久，還要我迅速交出身份證字號，好幫我辦理網路掛號。她們的

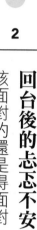

積極，讓我開始意識到事情的嚴重性。

過了幾天，因緣際會下，我到先前工作兩年多的台灣失智症協會探班，正巧和副秘書長聊到自己的小肉瘤，她也建議我及早去大醫院檢查。突然，我才發現，似乎是不能再繼續拖延，該面對的，還是得面對。於是決定先去熟悉的長庚醫院，以網路掛號預訂了幾天後的乳房外科門診。

當日，我獨自來到了診間，內心更加忐忑不安。第一次得對著男醫生袒胸露奶，讓人十分害羞，不過為了讓自己心安，是該放下矜持了。親切的醫生在觸診之後，表示小肉瘤應該還好，不用過度擔心，我一聽見這句話，才不再緊張。不過，醫生突然又說，為了再次確認小肉瘤，需要接受一些其他更精密的檢查。

一開始的乳房超音波，以為很快就會結束。沒想到，醫生卻發現小肉瘤嚴重鈣化，需要再做穿刺切片檢查。我一聽見鈣化，頓時覺得不太對勁，我無法確定鈣化究竟是屬於常態，還是一種異常。正當我還在消化剛剛聽來的消息，護士遞來了一些同意書，要我在姓名處簽下名字，我開始有了不好的預感。

醫生在小肉瘤的周圍打了麻醉針，我一向怕痛，雖然有麻醉針用來止痛，但下針的瞬間還是會帶來痛楚，我忍不住做了幾回的深呼吸，希望能暫時忘卻那尖銳的疼痛。麻醉後，醫生再用某種特殊工具在腫瘤上刺了幾下，感覺像是醫生拿著釘書針在我的胸部上，用力釘了幾下，十分奇妙。

完成穿刺切片後，護士立刻在傷口貼上了正方形的紗布，輕聲說道：「這樣就可以囉！」我緩緩起身，只覺得胸口不時傳來些微的刺痛感，幸好還能忍受。醫生要我一週後再回到診間看檢查報告。想到還得等上七天才能知道結果，特別讓人焦慮不安。

不過，我得先想想要怎麼和媽媽提起這件事，不管結果如何，多個人陪我面對，可能會好一些。

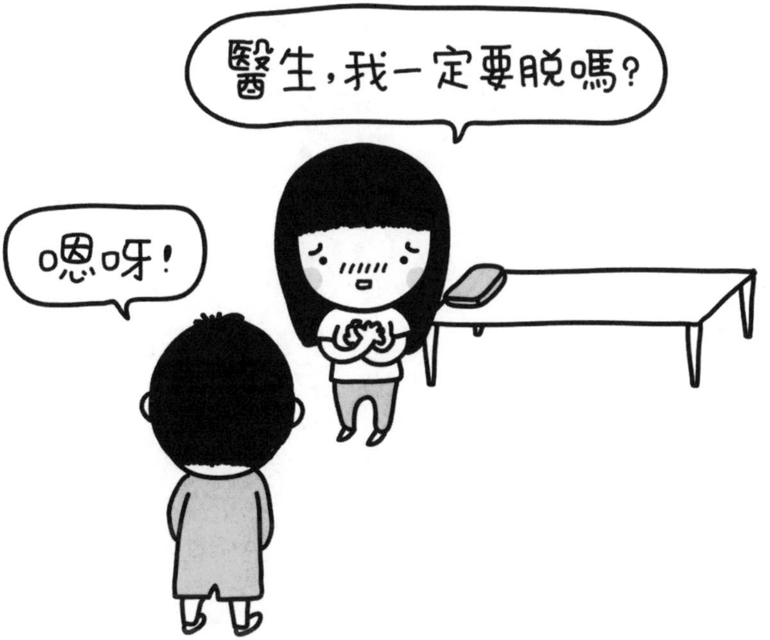
醫生，我一定要脫嗎？
嗯呀！

3

那顆原來是壞東西：無心的拖延，反而帶來了殘酷的真相

回診前二天，我鼓起了勇氣走到媽媽面前，打算坦承一切，我避重就輕的說起，上週去長庚醫院並非看先前困擾好久的頻尿問題，而是左胸的小肉瘤。她滿臉詫異，我只好拉下衣服，將媽媽的手放在我的小肉瘤上方，她仔細摸了幾圈才將手收回，並開始追問起小肉瘤的來龍去脈。

我故作輕鬆，表示在南美旅行時意外發現小肉瘤的存在，當時只覺得它硬了一點而已，並無任何不適。現在既然回台灣了，就去給醫生看一下囉！我立即央求媽媽陪我回診，媽媽雖然擔憂也只好答應。

至於上週完成的超音波和穿刺切片檢查，我隻字未提。也許是心裡正默默期待著，這顆跟了我將近十個月的小肉瘤，是一個好寶寶。現在一說，只會讓媽媽徒增無謂的擔心，還是先不要嚇媽媽好了，等報告結果出來再說也不遲。

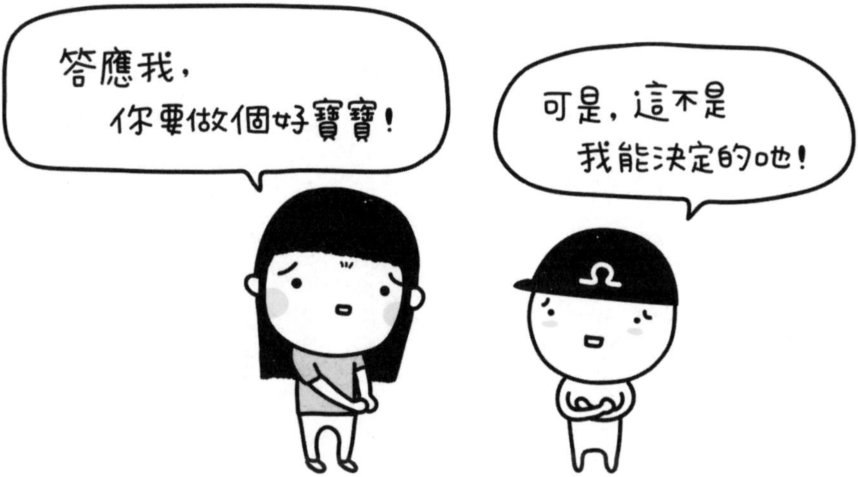
答應我，
你要做個好寶寶！
可是，這不是
我能決定的吔！

好不容易熬到了回診日，我和媽媽來到醫院診間外的等候區，等待著叫號。在寂靜的空檔，我開始顧左右而言他，企圖轉移這難以驅散的窒悶感。等了一會，才終於輪到我們。

我們走進診間，我立刻詢問報告的結果，醫生神情嚴肅地看著檢驗報告，並搖了搖頭，臉色凝重說道：「這顆是壞東西吔！」壞東西？我不明究理，連忙追問醫生那是代表什麼意思，醫生才表示，小肉瘤經過化驗後，已確定裡面有癌細胞。

一聽見癌症，我啞口無言，腦袋頓時響起轟隆隆的聲音，再也無法聽見外界的聲音，一連串的想法在幾秒間不斷閃起閃落，「怎麼會？」「我竟然得了乳癌！」「為什麼？」「怎麼可能呀？」正當我試圖整理內心紛亂之時，身旁的媽媽突然出聲。

媽媽反問起醫生：「怎麼可能這麼快就確認是癌症，不是還要做超音波和其他檢查嗎？」我回過頭望著媽媽，低聲說著：「其實我上週就做完超音波和穿刺切片檢查，只是沒和妳說。」媽媽聽了，隨即安靜下來。

醫生停頓了一會，彷彿正等著我們做好心理調適，才接著說起接下來的治療方式，我

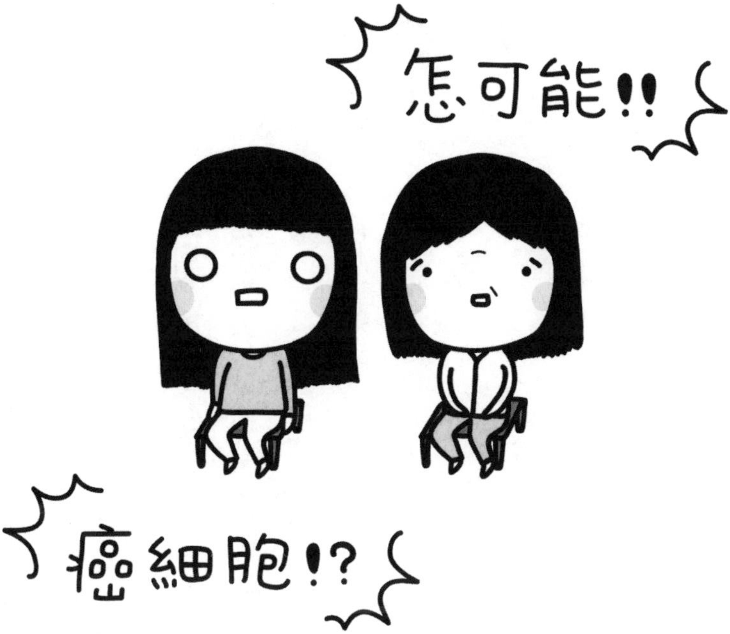
怎可能!!
癌細胞!?

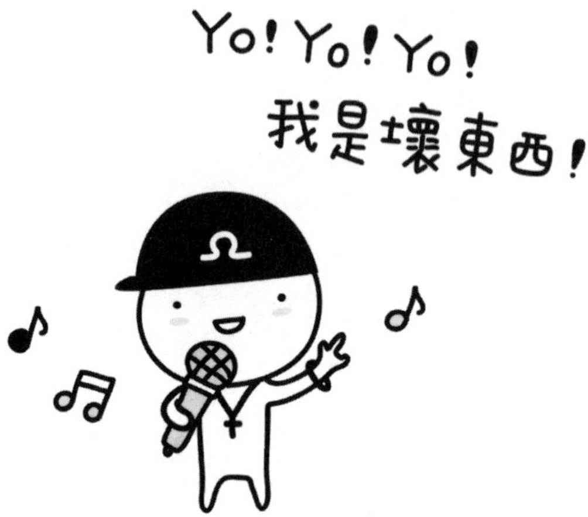

卻完全聽不進去，思緒不受控地飄落四處。我不禁淚眼盈眶，只好用力握拳，要自己千萬不能掉淚，在媽媽面前，我要堅強才行。

回到家後，我鬆口說出實情，南美之行開始沒幾天，就摸到了小肉瘤，當初怕爸媽擔心，要我即刻返回台灣，這趟爭取已久的旅行將被迫結束，因此才會刻意隱瞞。媽媽得知真相後，只以沈重的口吻說著：「妳若是一發現就接受治療，也許就不用讓自己走上化療的路。」我當場無言以對。不過，現在說這些，也無濟於事了。

4

堅強的媽媽：

媽媽的積極和樂觀，給了我堅強的力量

聽說若是被確診為癌症，還得去其他醫院再做一次檢查確認。正巧，家人推薦了振興醫院的蘇正熙醫師。於是，我調出了長庚醫院相關報告，準備去振興醫院做個確認，未料網路掛號名額早已額滿，只能去醫院現場掛號。

天色未明，我和媽媽已搭上捷運，一小時後，我們才抵達振興醫院。清晨六點多一些，掛號櫃台上的號碼機，只見黑壓壓的螢幕，而旁邊早已安放了一排健保卡，猶如正在排隊，我也跟著將健保卡放於最後的位置，試圖保有一席之地。

等了一會，號碼機終於開工，原本在坐椅等待的人們，立刻起身湊近，大家循著健保卡的順序，領了號碼牌後迅速離開醫院，原先的騷動，又再次寂靜下來。等到我們進入蘇醫師的診間，已是二、三個小時之後的事了。

一見蘇醫生，我立刻遞上了長庚醫院的光碟和檢驗報告，蘇醫生不發一語，看完所有報告之後，直說這的確是乳癌。我本來還暗自希望診斷結果被大翻盤，無情的真相讓我失落不已，這次再聽見乳癌，已沒了先前的震撼，也許我已開始試著接受現實了吧！

而第二次的確認檢查，我心想可能又會拖上一些時間，還是早點治療比較實在，畢竟自己真的拖了很久。於是轉而詢問接下來的治療方式和期間，同時也排定了腫瘤局部切除的手術，醫生突然問我要選擇哪一種住院病房，住院費用雖可以申請保險理賠，不過我心想住健保病房就好。想不到媽媽直接決定了雙人病房，好讓我專心休養。

自從我被確診乳癌後，媽媽一直都很堅強。直到某日在家，無意間撞見媽媽正哭著和阿姨通電話，那是，我第一次見到媽媽因為我的病而流下的眼淚，原來，堅強的媽媽，只是從沒在我面前掉淚。此刻，我才意識到自己的任性，原來不只傷害了自己，也傷害了家人。

媽媽患有類風濕性關節炎已八年，還得分神擔憂我的病痛，讓我十分過意不去。我內

故作堅強的老媽

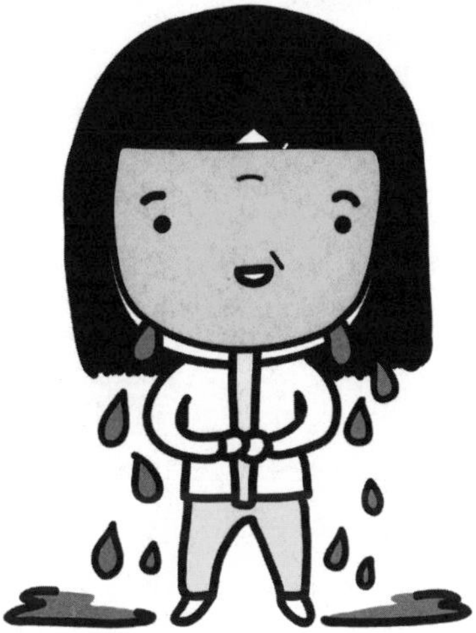

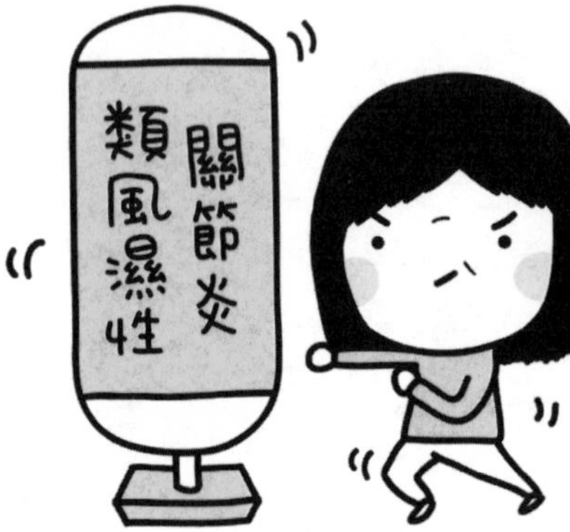

為母則強

心知道，媽媽為了讓我專心抗癌，特意裝出積極樂觀的模樣，並不時鼓勵我要勇敢面對，我聽了更是慚愧。

有一次，我忍不住問起媽媽為什麼可以這麼堅強，媽媽只回了一句：「為母則強。」看似簡單的四個字，卻藏了無盡的關心和包容，為了媽媽，我也得加油才行。

5

嚴陣以待：

人生第一次的手術，是覺醒和改變的開始

手術之前，我和爸媽討論起誰要陪我去醫院過夜。由於我身為老大，下面有兩個弟弟，Wa老大又在台中工作。為了方便照顧，媽媽堅持表示她要跟著我一起待在醫院。想到不小心連累了媽媽，讓淺眠的她被迫在狹小的家屬床待上幾個夜晚，我心中更是不捨和愧疚。

沒幾天，轉眼間就來到了手術前一天，爸爸為了開車載媽媽和我去振興醫院，特地放下繁忙的工作，等到我們確定帶走了所有的隨身包包，才又匆匆忙忙返回工廠。我們走去專門辦理住出院手續櫃台，即便只有短短幾分鐘的距離，卻覺得每次邁出的腳步，莫名沈重地讓人無法前進。也許我是第一次開刀，才會忐忑不安。

辦完住院手續，我換上了粉紅色住院服，手腕被扣上了塑膠手環。最初的緊張，隨著

時間的流逝，反而放鬆許多，彷彿今日和之前一樣，只是其中一個日常，僅僅只有穿著不同而已。

隔早，我仍輕鬆悠哉，豈知，還未到中午，就被通知換衣，我褪去了粉紅色住院服，改而穿上綠色手術服，才驚覺自己是真的要開刀了。換裝完成後，我準備走去手術室，護士反要我躺在手術床，我才恍然大悟。護士一路推著手術床，我卻不知置身何處，只覺剛坐了電梯，還穿過了不少的長廊。

我緊盯著那些被快速掠過的日光燈，試圖轉移那瀕臨崩潰邊緣的緊張感，自己成了當事人，才明白原來被推進手術房的心情特別煎熬，直到了手術等待室，行進的軌跡才停了下來。

正巧，等待室內的手術床正躺著同房病友的大姐，我們還沒聊上幾句，另一位未曾見過的阿姨也被推來。三個人相互加油打氣，讓我先前的害怕恐懼頓時消失。突然，我們接二連三被推往各自的手術室，複雜心情實在難以言喻。

抵達手術室之後，我環顧一周，盡是護理人員，大夥正在密集準備手術相關器具。過

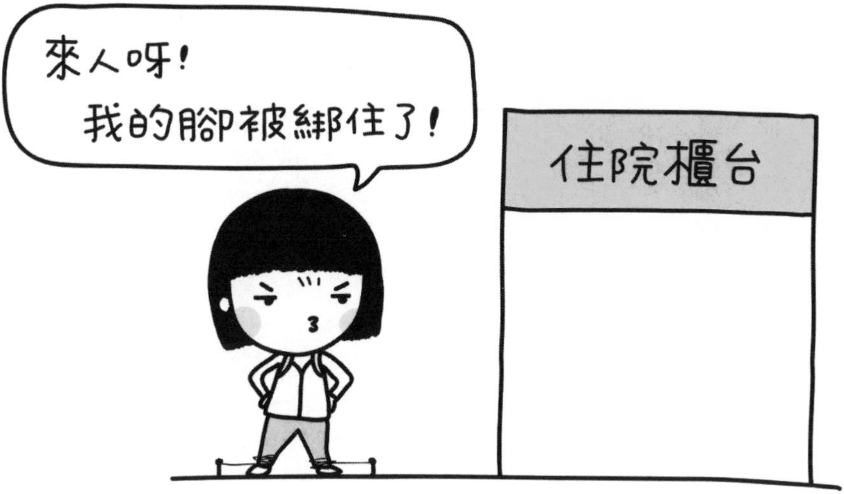
來人呀！
我的腳被綁住了！
住院櫃台

去曾聽聞許多知名醫生大多不會親自操刀，讓我擔心不已，直到蘇醫生出現，我才安心許多。

等沒多久，護理人員輕聲說道：「要進行手術囉！」並將裝滿麻醉劑的面罩放在我的口鼻上方。最初，我分不清是倦意襲來，或是麻醉發揮功效，為了怕在手術過程中突然痛醒，我硬是打起精神，深怕自己不小心睡著。一陣暈眩旋即而來，我就莫名昏睡過去了。

突然，耳邊傳來嘈雜的聲音，原來是有人正在叫著我的名字，我半夢半醒之間，只納悶著幹嘛一直吵我。一睜開眼竟是護理人員，說時遲那時快，嘔意突然湧上，我開始瘋狂嘔吐。

護理人員見狀立刻要我往側邊嘔吐，並在我的肩頸右方鋪上幾條毛巾，好裝下那些失控的嘔吐物，直到被推回病房才恢復正常。媽媽滿臉擔憂的說道：「隔床大姐都回來好久了，妳卻還待在恢復室，幸好終於等到妳要回病房的通知。」我笑自己實在太貪睡，要不是護士叫我起床，不然可能會睡到晚上呢！

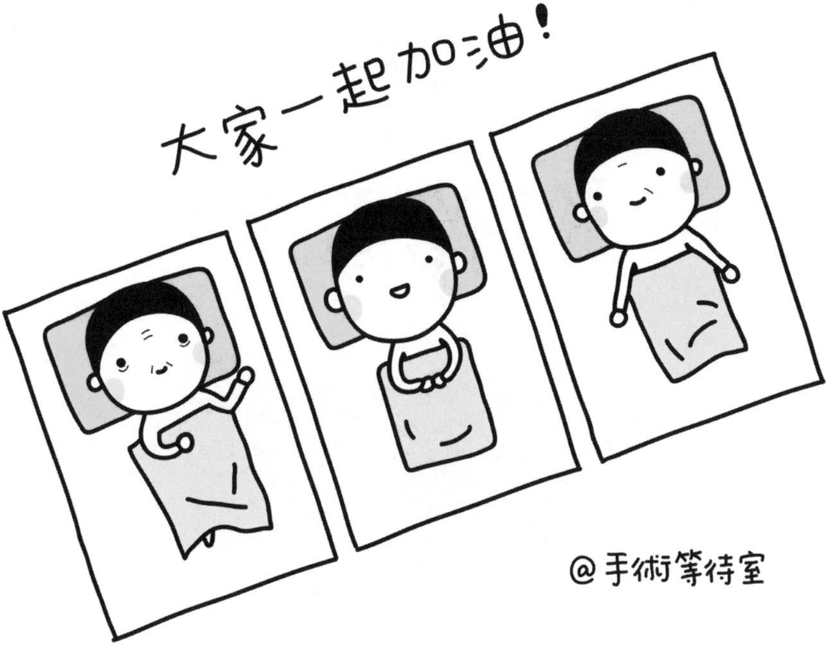

當晚，護士囑咐我記得要做爬牆運動，我心想下午動完手術，沒想到馬上就要復健，真是逼人。不過為了身體還是乖乖聽話，我緩步走到牆前，開始做起一次次的爬牆復健。接下來，就要準備進入化療階段了。

Part ②

打掉重練

練習愛自己

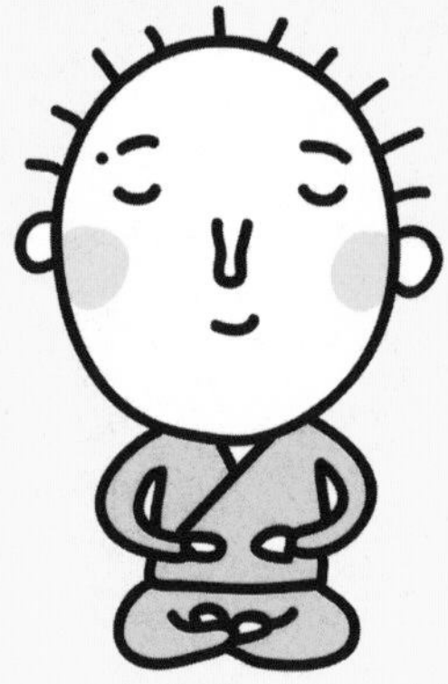

我自以為年輕，才敢肆無忌憚地揮霍著那珍貴的健康本錢。直到被確診為乳癌，才頓時領悟，原來先前的生活方式實在大錯特錯。

過去，我非常討厭吃青菜水果，甚至還以「螞蟻人」自豪，「嗜甜」只是自己的才華之一。現在看來真是傻的可以。

乳癌像是老天送來的信號，要我認真審視自己的人生。一進入治療階段，我馬上推翻過去所仰賴的規矩和習慣，藉機重建新的生活方式。身體和心靈的調整雖然辛苦，但我終於懂得要好好疼愛自己。

6

飲食大風吹：
老天總會找機會逼人面對刻意逃避的課題

以前，我有個小怪癖，我只吃媽媽煮的青菜，因此中午外食時，從來不會主動選擇青菜。台灣水果固然好吃，不過想到要削果皮或是洗水果，就會自動飄過，只能說是惰性使然呀！

每早來到辦公室的第一件事，總會拎著咖啡杯到廚房，將三合一咖啡粉倒進杯內，再加進一包糖。香甜的咖啡，送來了一天的動力，每一口的幸福，讓人頓時忘卻那些無形的壓力。

我的甜度高指標無人可及，開始有了「螞蟻人」的稱號，同事們只要一拿到爆甜的甜食，都會直接轉送給我，我當然樂於接受，當時只覺得自己特別厲害，卻沒意識到自己愈吃愈重甜了。

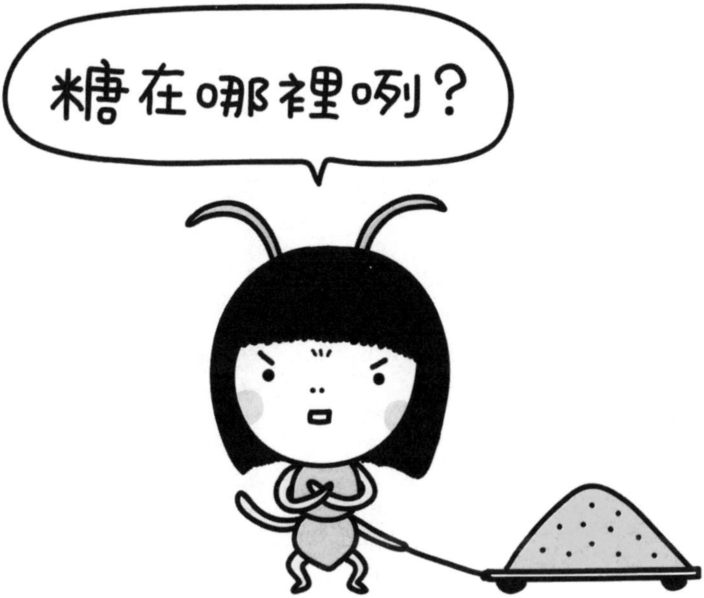
糖在哪裡咧？

被確診為乳癌的當下，我立刻詢問醫生為什麼自己會得乳癌，醫生卻只表示，癌症的病因有很多，並沒有明確的答案。也是，身體本身是複雜的系統，怎麼可能會有標準答案呢？

我認真回顧了過去的生活方式，才驚覺自己的「嗜甜」很不正常。我想，應該是「糖」惹的禍吧！我頓時領悟，過去的每一個抉擇，竟成為癌症的推手，每天吞下那麼多的糖，生病，當然理所當然。

手術之後，我立刻調整飲食方式，準備迎擊一個半月後的化療挑戰。我開始無糖生活，也吃起了青菜和水果。這些巨大的改變，應該是以前所無法想像的犧牲和痛苦吧！

進入化療階段，搶救白血球是飲食唯一準則，我瘋狂進補和蛋白質有關的食物，像是高蛋白粉、高蛋白飲品、火龍果、雞蛋、無糖豆漿、藜麥、滴雞精、雞肉、豬肉、魚肉、蚵仔等，只要蛋白質夠高，全是我的必吃名單。

我們家過去務農，為了感謝牛的幫忙，有了不吃牛肉的傳統。後來聽說牛肉的蛋白質極高，媽媽為了幫我惡補蛋白質，牛肉竟也默默出現在家裡的廚房，我望著一大片牛肉，

生病前……

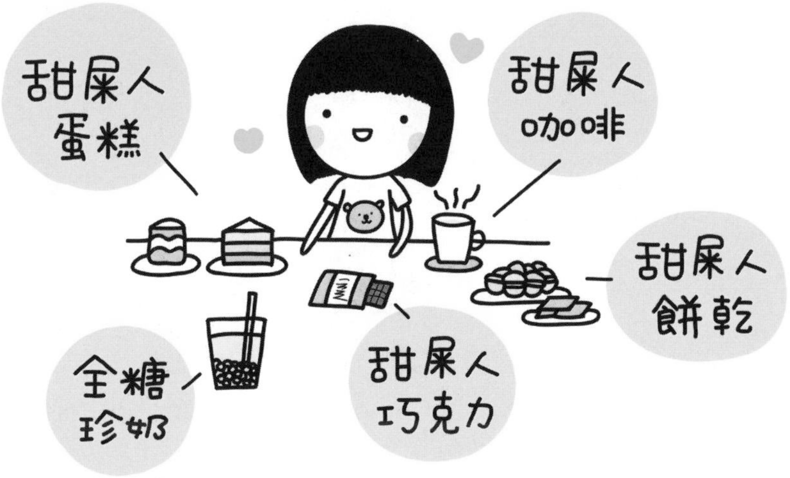
甜屎人
蛋糕
甜屎人
咖啡
甜屎人
餅乾
全糖
珍奶
甜屎人
巧克力

頓時充滿罪惡感。最後是媽媽的一句話：「身體健康最重要。」我才漸漸釋懷。

第五次和第六次的化療，因為白血球過低被醫生退貨，媽媽又聽說自製的滴雞精和滴牛精的蛋白質更高，她大清早特地去市場買雞肉和牛肉回家，再以細火慢熬而成。那一碗的精華湯汁佈滿了油和血絲，看來十分嚇人，想到那是媽媽的一片苦心，我只好硬著頭皮一飲而盡。

走過了六次化療後，我才領悟，人啊，果然不能逃避！老天會在某個時機點，逼你面對之前所逃避的行為。那些逃掉的青菜和水果，果真全跑回來找我了。治療雖然辛苦，不過卻建立了更健康的生活習慣，就當作重生之前的磨練囉！

生病後……

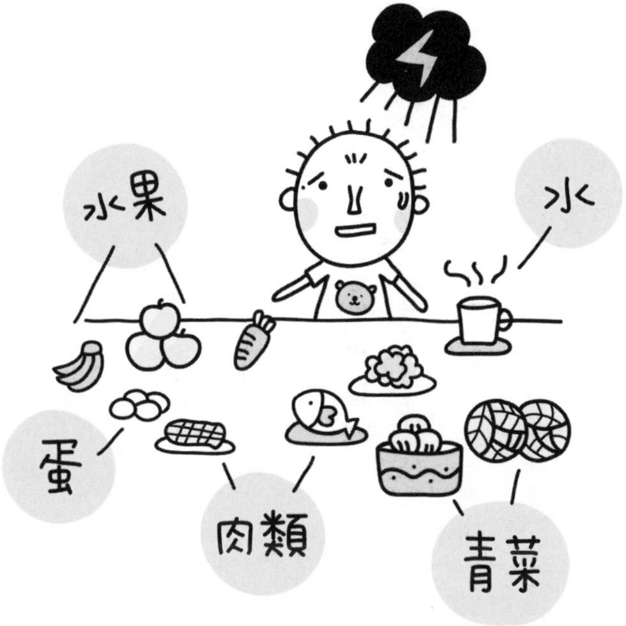

7

無髮說好事：與其糾結於掉髮，倒不如來個眼不見為淨

手術前，我特地剪去一頭長髮，回到了熟悉的短髮造型，心境卻截然不同，我將那撮超過三十公分的髮束用橡皮筋捆了二、三圈，再輕輕放進塑膠袋，拎回家的路上，不禁想著，下一次的長髮，應該要好久好久以後了。

第一次化療後沒多久，除了微微的不適，其他倒沒什麼不同，我慶幸自己是不會掉髮的體質。豈料，三週後，我一睡醒，驚覺枕頭上早已佈滿長短不一的黑髮，讓我震驚不已。從那天起，我開始瘋狂掉髮，即便只是手指輕撥，仍能摸出許多漏網之髮。

我的肩膀和背後，不時出現一撮撮從頭上飄落的髮絲，更不用說房間地板上滿是亂髮堆疊而成的盛況，看來壯觀。外出時如遇大風吹來，還得立刻壓住頭髮，以免她們藉此隨風飄離。我決定要等到最後一刻，看看頭髮最後能掉到什麼境界。

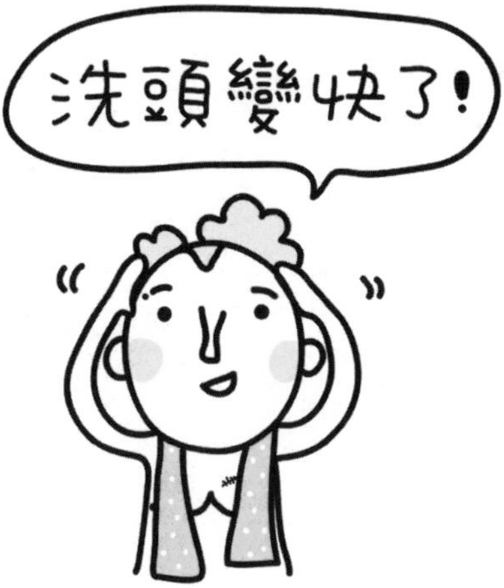
洗頭變快了!

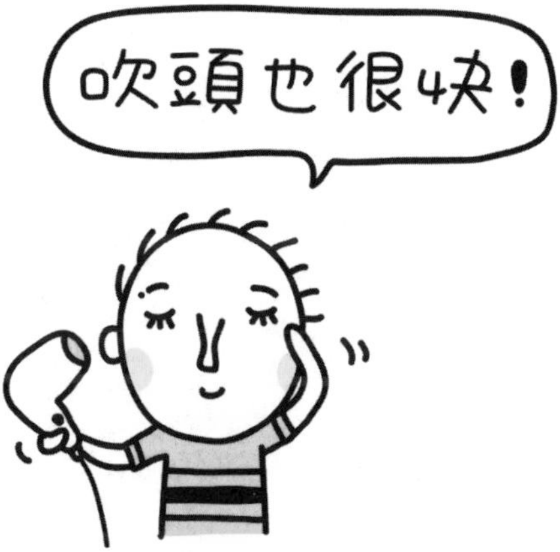
吹頭也很快!

沒幾天，原有的髮量只剩一半，我發覺清理頭髮儼然成了試煉，頭髮不斷掉落，我無能為力，只覺心煩意亂。某晚洗澡後，意外望見排水孔滿是黑髮，那些驚人的髮量，讓我瀕臨崩潰。最後，我終於下定決心要將頭髮剃成小平頭，眼不見為淨，也許能心平氣和一些。

查了網路後，有些病友推薦了癌症希望基金會，會內不僅有假髮租借服務，也為病友提供免費義剪服務，於是我立刻去電預約假髮租借服務。幾天後，我和媽媽一抵達基金會，工作人員要我先填寫資料，並詢問一些事項，等到完成所有資料後，工作人員才領著我和媽媽前往鄰近的美髮院。

店內的客人除了我之外，還有一位正在理光頭的年輕妹妹。我對光頭一事還沒做好心理準備，只好央請美髮師幫我剃個小平頭，美髮師立刻調整了電動理髮器，就在我的頭上嚕了幾下，轉眼間就成了平頭，基金會的工作人員立刻遞上準備好的帽子，好讓我戴上，真是貼心。

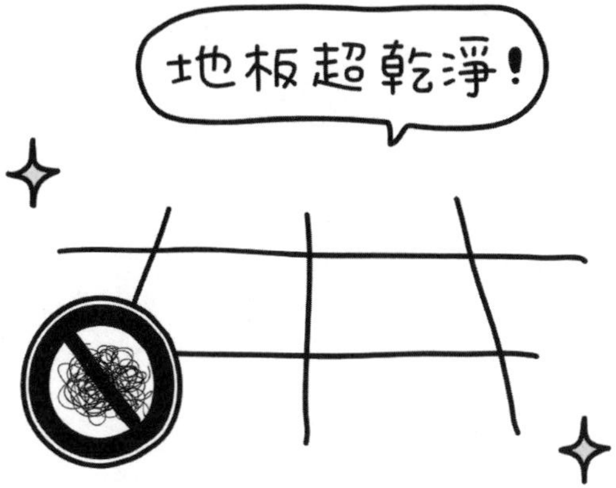
地板超乾淨！

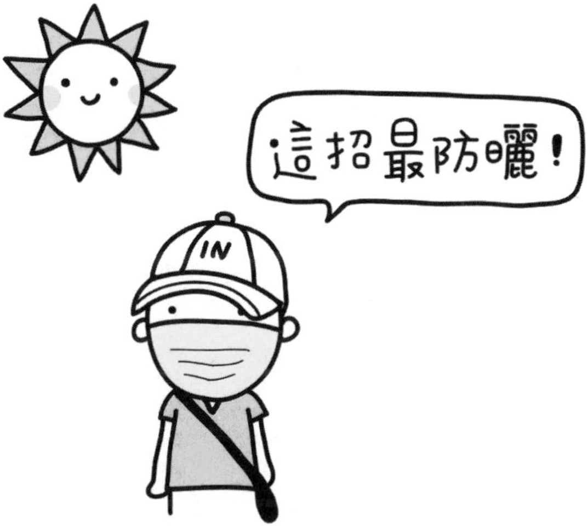
這招最防曬！
IN

我們返回基金會的地下室一樓，準備挑選假髮，我認真望著自己的小平頭，並沒有想像的可怕，反倒覺得有些帥氣，讓我頓時鬆了口氣。假髮租借室陳列了許多風格迥異的假髮，我和媽媽從中挑出幾款和先前短髮造型相像的假髮，試戴了幾回，才選定其中一款。

緊接著，工作人員教起了戴假髮的方法，也許是因為還有頭髮，還是一時不習慣，只覺鏡中的自己看來怪異陌生。我向來動作粗魯，戴上假髮，只能放慢動作，萬一假髮不小心上移，讓我秒變清朝阿哥，那就好笑了。騎車回家後才明白假髮真是超級保暖的好物，可惜當時正值盛夏，我隱約覺得頭皮似乎快被烤熟。

我比其他病友幸運，回台後還來不及返回工作崗位，就被迫開始另一種生活模式。因此，假髮對我來說並非十分必要，尤其是每次出門運動時，想到要戴假髮，就覺得麻煩費事，最後我索性直接戴上鴨舌帽和口罩，也漸漸發現了沒有頭髮的好處。

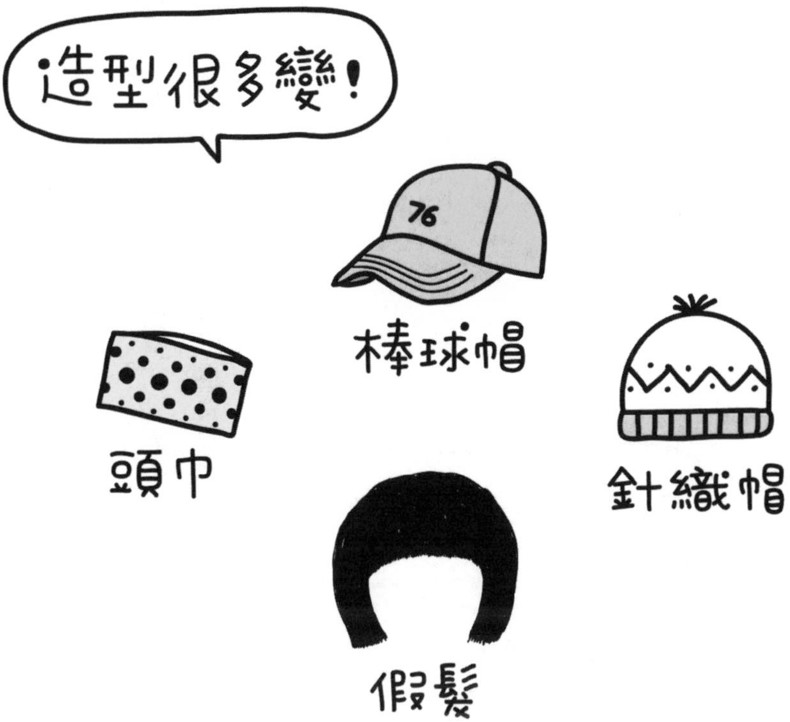
造型很多變！
76
棒球帽
頭巾
針織帽
假髮

租借而來的假髮，大多藏於衣櫃，唯一一次的出場，則是被戴去參加親戚婚禮。也許是因為久久才戴一次，不是很能適應，不過大家都以為那是我的真髮，聽了十分開心。光頭久了，只能偶爾靠著假髮回憶自己曾擁有的女人味，讓人不禁感激起這些捐髮的善心人士們，沒有他們，我們很難以便宜的價格租到很棒的假髮呢！

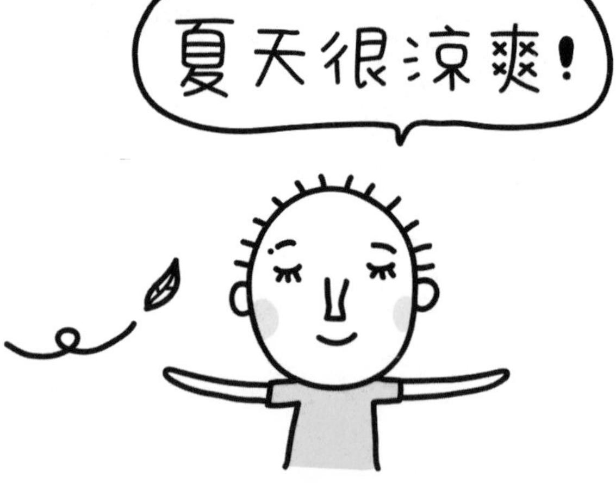

MORE

• 租借小提醒

租借假髮和剃髮服務需事先和希望小站預約，每頂假髮的租借期間為半年，一頂假髮押金五百元，清潔費三百元，歸還時將會退還押金。

• 捐髮小提醒

癌症希望基金會為幫助癌友重返正常生活，特別提供假髮租借，基金會製作假髮時需要使用七至八個髮束。並得花費兩週才能完成一頂美麗的假髮，而假髮會因為多次清洗而有所損耗，一頂假髮大約只能使用兩年。如果你／妳正巧準備要換新髮型，可以考慮捐髮唷！

1. 髮束長度至少要超過三十公分的長度，只要頭髮未經過染燙，都算是健康的頭髮。
2. 捐髮前請先洗淨吹乾，再以橡皮筋綁出二、三束後剪下即可。
3. 髮束請保持乾燥，以避免產生發霉現象。
4. 請用乾淨白紙或棉紙包覆頭髮，以免沾上灰塵。
5. 請將髮束放於信封袋，平信郵寄或親送至離您最近的希望小站。

• 服務地點

台北希望小站　02-33226286
10058 台北市中正區臨沂街 3 巷 5 號 1 樓

台中希望小站　04-23055731
40341 台中市西區民權路 312 巷 4-1 號 1 樓

高雄希望小站　07-5810661
81355 高雄市左營區翠峰路 22 號 1 樓

• 備註

捐髮收件資料：財團法人癌症希望基金會收
（請註明：捐髮、捐贈者姓名、電話及住址；海外捐髮者請留 E-mail）

8

極限不再是極限：

不熟悉的事，摸久了，也會逐漸變得熟悉

過去，我常設下許多限制，只要一發現眼前的事逐漸失去掌控，總是想拔腿逃跑。雖然會努力說服自己，那些未知並不足於畏懼，但內心又十分抗拒。直到生病後才明白，先前所畫出的框架，並不是那麼高不可攀。

我必須承認，自己特別怕痛，因為動作粗魯，常常無意間東撞西撞，總是頻頻哀嚎，旁人看來莫名其妙，忍不住直言吐嘈：「才這樣撞一下，你有必要這麼誇張嗎？」我只好回嘴：「啊就真的很痛，不然我幹嘛哀成這副德性。」彷彿我叫嚷的愈大聲，疼痛就會愈快遠離。

因此我不敢去看牙醫，也不想去做那些看來會皮肉痛的任何事。至於那些會讓人不舒服的治療或檢查，總是會被我嚴重拖延，甚至默默飄過。豈料，經歷手術之後，我偶

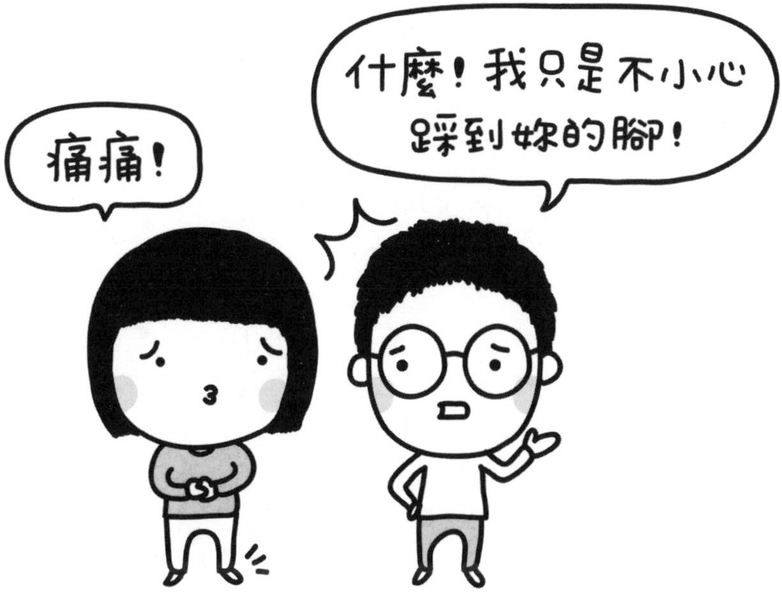
痛痛！
什麼！我只是不小心
踩到妳的腳！

然發現自己的忍痛功力似乎被提升了好幾級。Wa老大時常轉述歷史補教名師呂捷所說的一句：「痛苦是比較出來的！」之前我不以為然，現在反而真正懂得箇中滋味。

以前，我很不愛喝水，一天能喝到一公升算是難能可貴。口渴時，我總是以甜滋滋的飲料為主。雖然曉得水是最健康的飲料，但我實在受不了這種無味的平淡。直到生了病，開始戒糖之後，我才大量喝水，儘管我仍覺得水很無趣，不過為了健康，現在終於能願意主動喝水，也算是一種極端的變化呢！

離開校園生活後，運動成了可有可無的選項。自生病後，我訂下了每日運動的計劃，從快走一圈、二圈到三圈，雖然只是不足為道的小進步，卻讓我有了堅持的動力。我甚至會在一週內挑個幾天，以跑步代替快走，不知不覺間，竟也能跑上了三公里，這些改變，應該是最討厭跑步的自己始料未及的事吧！

另外，我從小就沒有烹飪天分，只有煮飯這件小事，是唯一最自豪的才華。只需把米洗一洗，再送進電子鍋，實在簡單到不行。因為癌症，我更深刻體會營養均衡的食物才能帶來健康，因此開始跟著媽媽，進入那神秘的料理世界。儘管我的料理稱不上是滿漢

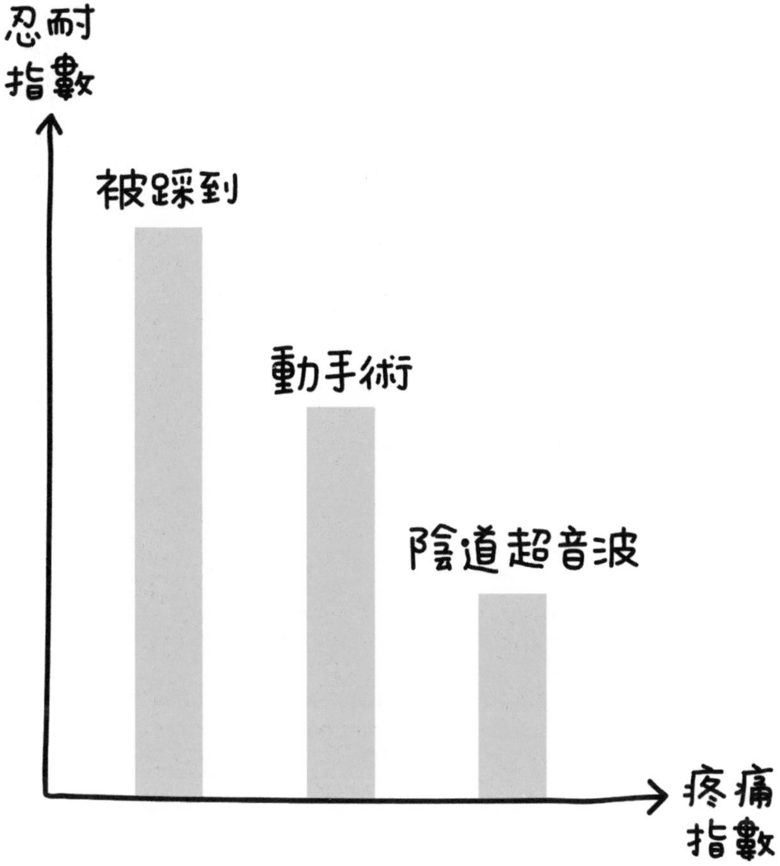
忍耐
指數
被踩到
動手術
陰道超音波
疼痛
指數

全席，卻足於餵飽自己，對我來說，可以說是跳躍式的進步。

化療期間，我和朋友們時常約在家裡附近的咖啡店，我總會摘掉頭上的帽子，以幾根剩毛示人，當時只想讓頭皮好好呼吸新鮮空氣，現在想來，還真委屈朋友們和其他客人的眼睛。過去的我私底下雖然邋遢，但在外多少會顧及形象，沒想到我竟敢示出幾近光頭的造型，形象早已被拋在腦後，巨大的反差，現在想來似乎也沒什麼好值得大驚小怪。

最令人吃驚的轉變，莫過於食量這件事。以前的我是公認的小鳥胃，每一次的餐點總會剩下一半的剩食，雖然真心覺得浪費，卻又無可奈何，畢竟我真的無法再繼續灌食了。若是和Wa老大同行，不是兩人合吃一份餐點，不然就得請Wa老大出馬，幫忙解決剩食。

自從在化療期間實施「瘋狂進食計劃」，我竟莫名從「小鳥胃」進化成「大象胃」，原來胃的極限原來是能被鍛鍊的。現在，我不僅能吃完一份餐點，甚至有時還會覺得吃不飽，還得透過水果或點心來補上這份空虛感。而Wa老大也因此特別開心，因為我再也不會把吃不完的東西丟進他的碗裡了，哈！

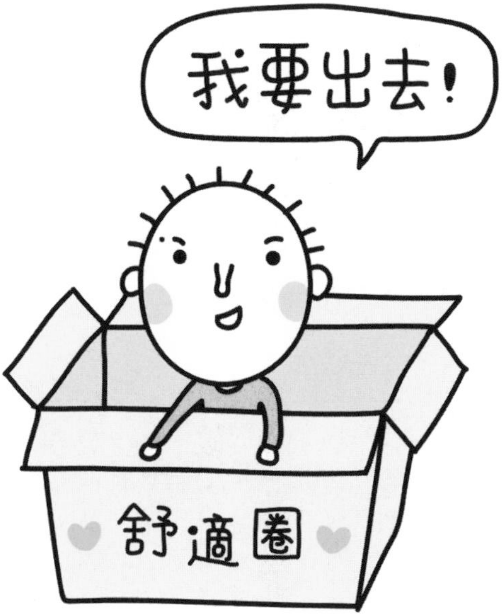

在面對不熟悉的事物時，老實說，起初還是會掙扎抗拒。幾次經驗之後，我逐漸明白，有些事一開始不行，不代表永遠不行。只要多嘗試幾次，不熟悉的事也會逐漸熟悉，回頭看才發現早已跨越之前設下的界限，原來自己也能做到那看似不可思議的事情。

嚴格來說，我並沒有因為生病而變成多麼正面積極的人，不過現在的我很清楚，只要靠著自己的信念和堅持，一點一滴，慢慢調整每一次的腳步，假以時日，也能讓極限不再是極限。

9

過度逞強只是「假熬」而已：坦然接受自己的不足，反而變得更輕鬆自在

自從出了社會，不曉得是因為身為長女的個性使然，還是真心不想麻煩他人，如果能自己完成的事情，大多會選擇獨立完成。這種個性究竟好或不好，我也說不出個所以然，只知道自己因此走了許多冤枉路，不過，凡走過必留下痕跡，也不是什麼壞事。

在手術和化療期間，許多理所當然的事，變的力不從心，明明想要自己完成，卻礙於現況，被迫向人求助，讓愛面子的我大感丟臉，不過在嘗過幾次苦頭後，我終於學會不再勉強自己，而是發自內心地去接受旁人的協助。

當時，我剛完成手術，左側乳房和腋下，右側鎖骨下方各被開了一刀，三處的傷口在難以施力的情況下，讓起身變得格外費力。為了不想讓嬌小的媽媽扶我起身，我總會在起身之時，以腹肌力量憑空坐起，宛如在做仰臥起坐的核心訓練，一天下來，只覺得自己做的是簡單的小運動。

生病前……

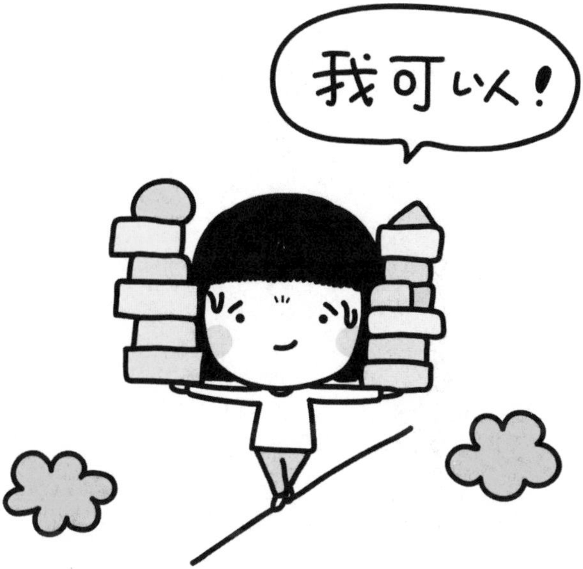

隔早，我驚覺小腹酸痛不已，已完全無法憑自己的腹肌力量自由行動。幸好Wa老大特地來醫院探病，我立刻開口要他幫忙協助。Wa老大力大無窮，讓我得以輕鬆起身或躺下，雖然當下被自己的身體狀況嚇了一跳，不過我得坦言是自己太「假熬」，才會將情況推往更壞的結果。

印象最深刻的是，在放療期間，我不慎被家人傳染到了腸胃型感冒。當時爸媽正好去南部兩天一夜，他們出發時，我毫無任何異狀，未料到了下午，竟開始瘋狂嘔吐，我以為吐了幾次，情況就會好轉，卻讓整晚睡的極不安穩，半夜的嘔意讓我措手不及，那些嘔吐物全噴灑到床上和地板，我只好打開電燈收拾殘局，費了一番功夫後，才得以繼續入睡。

好不容易熬到早上，身體仍然不適，我不想中斷放療，於是只能硬拖著虛弱的身體出門，出發前不忘在包包塞入了五到六個塑膠袋，以免突然嘔吐。我騎了二十分鐘的車程才抵達捷運站，再轉搭捷運前往振興醫院，這一路不時浮現想吐的念頭，我無力靠著車廂門口旁的玻璃片上，心想萬一真的忍不住再衝出車廂就好。

生病後……

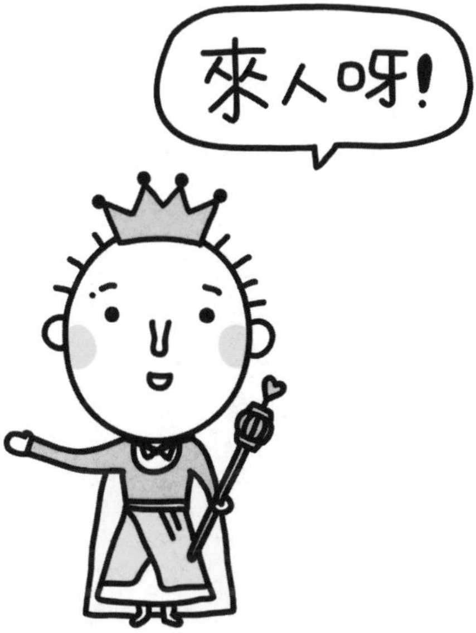

對！我就是做不到！

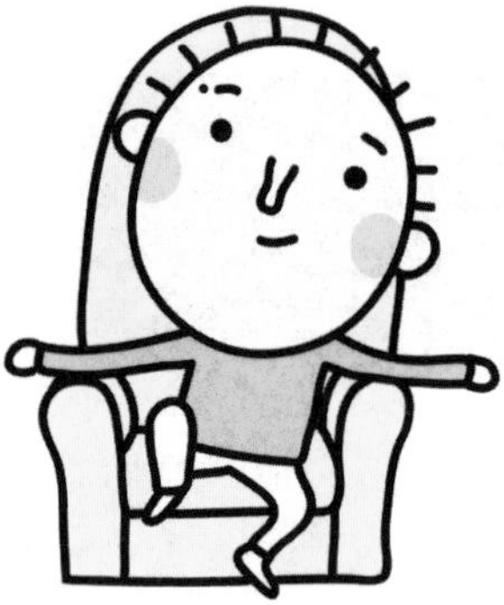

一小時後，我總算到了醫院，放療時，我將塑膠袋放於一旁，深怕不小心就在放療室失控亂吐。等到完成放療後，王崇義醫生要我立即去打點滴，以防發生脫水現象。我只好乖乖躺在注射室的病床，打完一小時的點滴才離開醫院，想到還得撐上一個小時多才能回到家裡，就頭皮發麻，我頓時發現自己真的太逞強了。

我終於懂了，有些事做不到就算了，過度勉強自己，無非是傷身又傷心，只要想著現在僅是時機剛好不對，或是能力暫時不夠而已。更重要的是，開口求助並不丟臉，學會接受現在的不足，反而讓日子變得輕鬆自在多了。

10

進入內心世界：

原來人有足夠的智慧來修復自身的痛楚

我必須說，我其實是個傻呼呼的大齡女孩，沒什麼遠大志向，只希望日子過的開心自在就好。有時遇見挫折難過，會約出幾個知心好友，在甜食友情中的訴苦，似乎更容易釋放那些卡住的思緒，讓我得以繼續勇往直前。我鮮少聆聽自己的聲音，遑論進入內心世界。

自從被宣判了乳癌，我時常面臨了許多從未經驗的狀況，死亡不再只是遙遠之事，而是成了和自己切身相關的課題。我開始反思生命的死亡，有時想著想著，不禁悲傷了起來，甚至好幾次都崩潰大哭。我想向人訴說心中的不安，卻想起這些沈重的思緒，大概會讓家人好友們擔憂不已，無意間造成他們的負擔，最後，我還是選擇閉而不談。

某天，我隱約感覺自己快被負能量吞噬了，決定翻出書櫃內的勵志書籍，試圖從中找出振作的力量，思緒反倒變得更加凌亂不已。於是，我決定做一件從未做過的事，來轉移自己的注意力，我拿起了筆，一股腦地將內心的苦惱全寫於紙上，當紙上的字跡逐漸變多變滿，突然，原先糾結的思緒莫名舒展了許多。

我才驚覺，自己其實是有足夠的力量，可以帶來許多安慰和療癒，甚至去修復自己的傷痛，讓我有些出乎意料。原來，認真寫下那些心煩意亂的事情，在無形中釐清了事實和想像，儘管聽來詭譎，但我不得不說，這無心發現的解套方法，為我帶來很大的幫助。

以往我總是壓抑著許多負面的情緒，天真以為它某天自然就會消失。事實上，它只是被堆放在某個角落，暗自發臭著。直到我將那些情緒寫在紙上，才恍然大悟，原來是這樣的事件，才讓那樣的情緒出現啊！抓出真正的原因之後，我反而更能真心接受內心的脆弱。

對我來說，書寫就像是一場斷捨離的儀式。有趣的是，許多曾經做過的事，會在腦海中以慢動作的節奏重覆播放著，是與非自然也變得清晰可見，回顧以往的對和錯，不是為了要嚴厲檢視自己的行為，而是以一種寬容的態度去挖掘自己真實的想法，也許未來

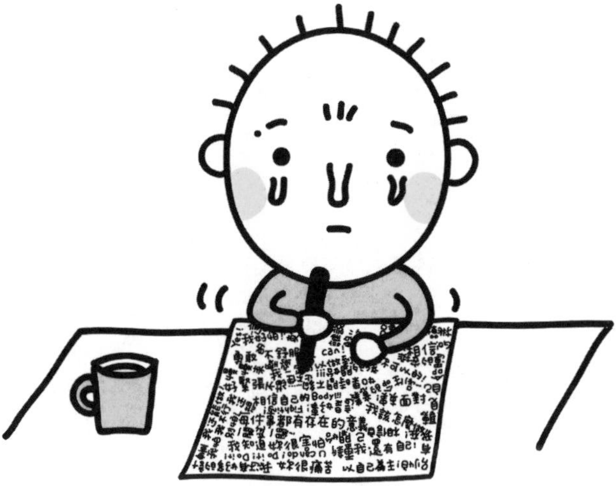
Yes!我好怕!
勇敢
不舒服
can!
相信自己的Body!!!
每件事都有存在的意義
我該怎麼辦
我知道妳很害怕
我還有自己!
妳很痛苦
以自己為主

若是遇見相同的事件，就能以更適合的方法去照顧自己呢！

漸漸地，我不再試圖從他人尋求安慰或建議，轉而相信自己內心的力量。一旦遇見想不透的事情，我會拿起筆，在紙上好好宣洩一番，毫無保留將所有的憂傷和不安化為文字，在A4的白紙世界，我不用在乎有人會因此覺得沈重有負擔，我也不需揣測這一字一句是否適當表達出我的本意，只要不停地寫著，就好。

透過書寫，趁機和自己來場內心對話，寫完之後再將紙張撕碎，那股窒悶感似乎也跟著消散。或許，當下極有可能未能找到解方，不過隨著情緒的釋放，心情也會變得開闊許多。時機一到，答案自然就會悄然浮現，才會發現先前的操煩其實都是枉然，只是自討苦吃，在幾次經驗之後，我才懂得仰賴著那份屬於自己的智慧。

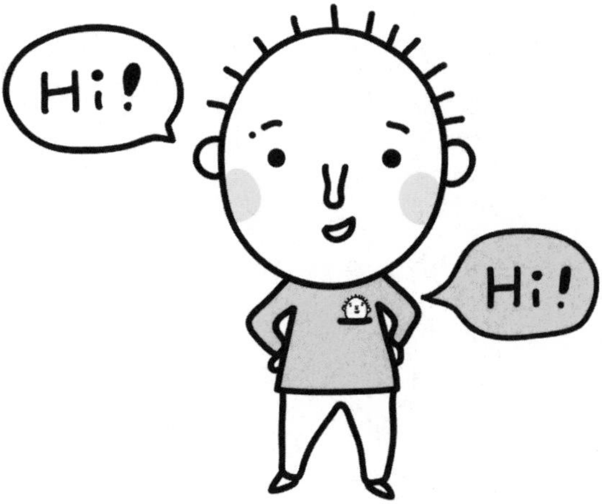
Hi!
Hi!

11

練習即興過日子：

事情若不如預期，可趁機享受這難得的空檔

進行治療時，許多事失去了控制，原本依循的生活指南，全走了樣。原來，每一件事並不會乖乖照著自己的想法前進。有時老天一個安排，頓時讓人手足無措，只能想辦法跳離出目前的困境。

隨著次數變多，我從未覺得事情有因此好轉，反而變得更是糾結，不記得是何時，我突然覺得心好累，決心嘗試接受現況，並不時告訴自己，這些都是老天的安排，現在沒有工作沒關係，我還有一些存款可撐上好一段期間。不用急於一時，也不要過度焦慮，只需好好地靜心等待。

某天，我準備去醫院做第五次化療，原本還想著再做一次化療，離解脫之路就不遠了。想不到我的驗血報表上的白血球指數只剩兩千七百（正常人為四千到一萬之間），

我該怎麼辦？

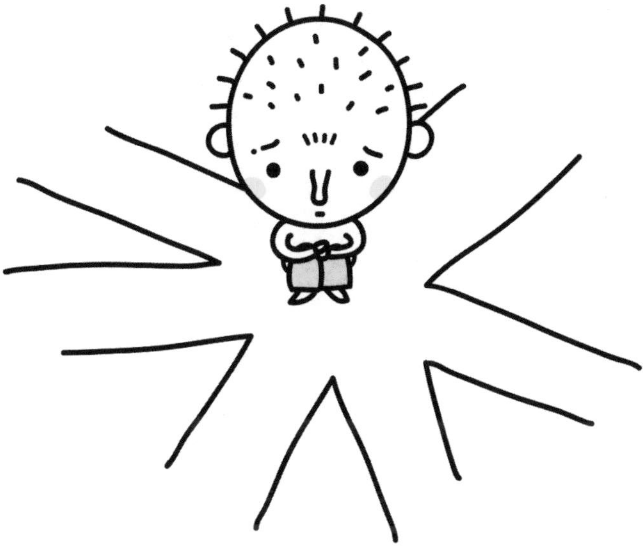

離化療門檻的三千只剩一小段距離，原本想按照原定計劃完成化療，最後還是被醫生勸退，只能下週再戰。

一聽見下周再來，不曉得是不是因為喉嚨太放鬆，竟在護理站狂吐不已，速度之快到連護士都來不及準備嘔吐袋，所幸臉上的粉紅色口罩及時接住了滿滿的嘔吐物，不然我得幫忙清理善後了呀！事後和醫生護士道歉，她們都表示這很正常，有些人才進醫院大門就開始吐了，我聽完鬆了口氣，也能充分體會這種難以掌控的制約反應。

我想到下週才能做化療，就特別失望，可能是早已做好心理準備，再延後一週，勢必更加煎熬。當我和媽媽上車準備回家，內心突然傳來了一個聲音：「想看海！」我央求爸媽帶我去看海，爸爸聽了立刻將方向盤一轉，直接駛往八里。

半小時不到，我們便抵達八里，一見久違的蔚藍大海，令人開心不已。我和爸媽循著步道緩步而行，時而吃著美味的雙胞胎，時而望著美麗的海景，竟莫名得到了救贖。此刻我才了解，原來，只要日子過的即興，轉念其實變的很簡單。

有些事可能不如預期，不妨將這個空檔視為老天送來的禮物，正好趁機去做自己想做的事，或許從這段過程中能得到溫暖和療癒呢！回頭來看，才發現當時若硬是接受，也是做的辛苦勉強，倒不如等到自己準備好了，老天自會幫我們安排最適合的方法呢！

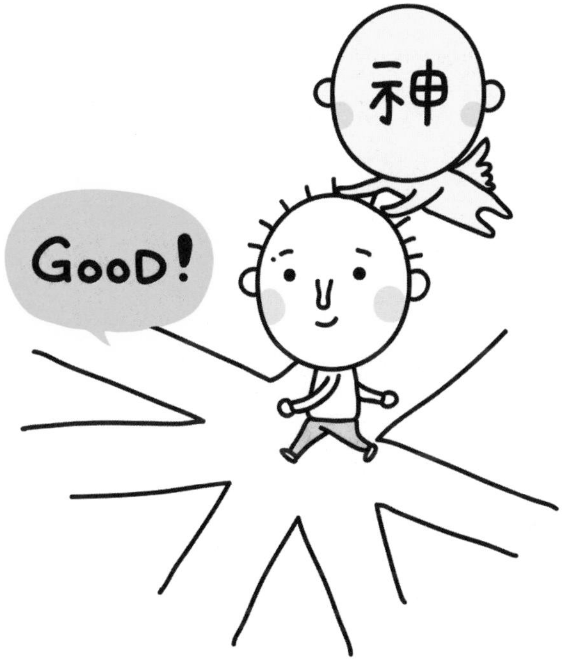

12

生病的自尊：

病痛，讓原先很在意的大事變得無關緊要了

人，真的很奇怪，總是要遇見一些事，才會突然頓悟健康的美好。在治療時間，我不時想起自己曾擁有的健康身體，尤其是隨心所欲地吃喝玩樂，這一點，最讓人特別想念。生病之後，許多事情變得不再自由，就連摘去口罩，呼吸外面的空氣都變得珍貴無比。有些事甚至不再輕而易舉，成了十分不便的大事，不時得仰賴他人的協助幫忙，對死要面子的我而言，劇烈的轉變讓我有些不太習慣。

完成了人工血管、胸部腫瘤局部切除和前哨淋巴結摘除的手術後，分別落於右鎖骨、左胸和左側腋下的三處傷口，讓擦藥、洗澡、拿東西，逐一變成了考驗自尊心的課題。

等待傷口癒合的同時，傷口傳來的疼痛都還能忍受，唯一覺得不適的是那粘貼在繃帶之上的膠帶，引起了皮膚過敏反應。我僅能逐一撕開膠帶，留下最後一道防線，最後實

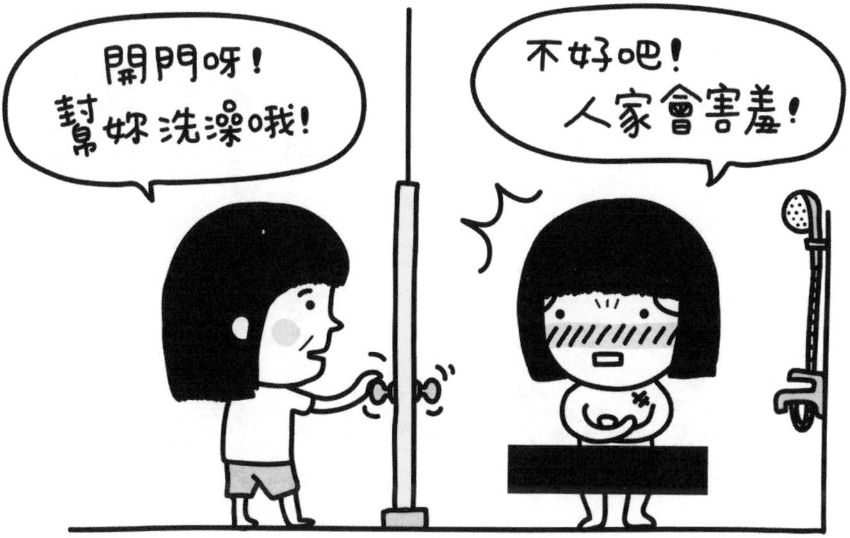
開門呀！
幫妳洗澡哦！
不好吧！
人家會害羞！

在按捺不住，請媽媽在幫忙擦藥換繃帶時，趁機將膠帶全換為兒童抗敏專用的膠帶，以減少搔癢不適，效果雖然有限，但聊勝於無。

每到洗澡之時，特別困窘不安。我可以自己彎著腰在水龍頭下完成洗頭，惟獨洗澡這個大工程，實在難以獨立完成，只好央請媽媽幫忙洗淨身體，當自己赤身裸體站於媽媽面前，只覺得太難為情了。雖說先前我們曾一起泡過裸湯，但在無法避免的近身碰觸下，還是讓人尷尬不已。洗了二、三次之後，我才釋懷，就當作自己回到了小時候，和媽媽一起享有私密的洗澡時光，也算是一種幸福。

過去，我曾有大力女的美譽，任何粗重的活兒，都難不倒我，我猜可能是幾年前在澳洲打工時意外訓練而成的才華。自從右邊鎖骨下方被放進了人工血管，我再也無法使勁用力，成了手無縛雞之力的沒力女，只好黯然退出江湖。一遇需要搬上重物，我只需開口便能坐享其成，感覺也挺不錯。

我逐漸明白，生病其實是一種修鍊之旅。以前因為自尊心作祟，一些莫名其妙的鳥事常讓人憤憤不平，只是我個性卒仔只好隱忍不說。現在回想起來，原先很在意的大事，

靜

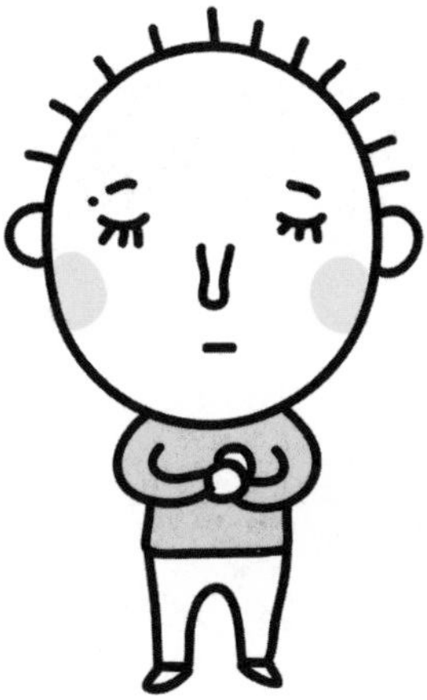

現在也變成了沒什麼好計較的小事。

也許是每次生氣動怒時，總會無意間想起先前因化療而瘋狂嘔吐的情境，當時鮮明的畫面仍歷歷在目。我深刻體會了病痛的痛苦遠遠超乎那些雞毛蒜皮的小事了。原本看來很嚴重的事，相較之下，自然不會特別放在心上，也好，情緒的轉移就變的容易多了。

搞不好某一天，我會為了捍衛自己的自尊，又會故態復萌。不過，這次我會學習勇敢表達，至於結果是好是壞，是渺小的我所無法控制的，起碼自己終於勇敢面對，那就夠了。

Part
③

戀愛關卡

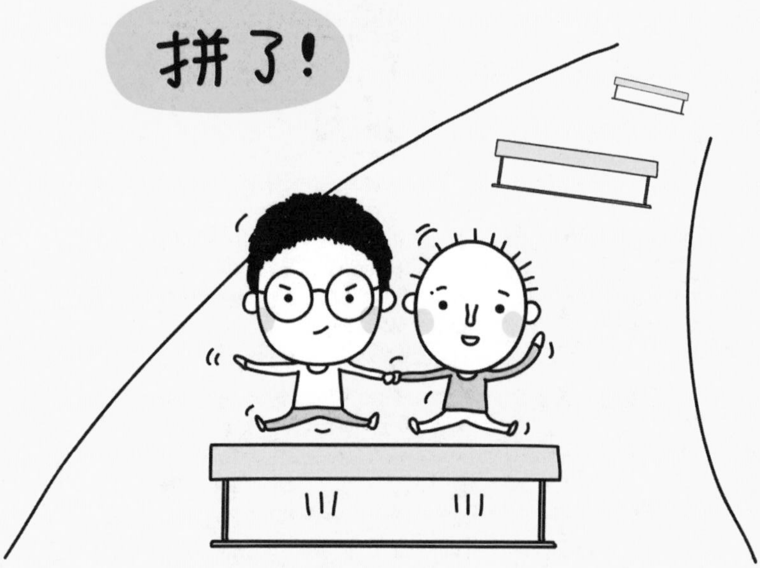

癌症，對許多情侶或夫妻來說，儼然是考驗感情的終極關卡，隨著不同的年紀，面臨的狀況也變得有所差異。

而我和Wa老大正好落在層級最薄落的情侶關係。我被確診為乳癌時，正好是兩人交往的第七年，我也已經做好了最壞的打算。

我很感謝Wa老大仍始終如一，而原本刻意逃避的問題，全得攤在陽光下，那些年紀、生育、生死、相處模式、婚姻等，都成了一個個的關卡，兩人開始就現實狀況逐步討論，試圖找出最佳方案……。

13

傳宗接代怎麼辦？

只有勇敢面對，才會刺破那些想像的恐懼

一被診斷為乳癌後，我決定要採取正規治療，完成手術後，我心想早弄早解脫，想快點進入下一個階段。於是手術後第三週，我和媽媽又跑回振興醫院，請蘇醫師盡快為我安排化療。

蘇醫師問我未來是否有生育計劃，若是打算生小朋友，建議先去凍卵，一旦開始化療，全身的細胞將無一倖免，也有可能會發生永久停經的狀態，因此要我先留下健康的卵子後，再來醫院吧！

我一聽只覺鬱悶，想到這麼毒的藥將在全身流竄，就覺得好對不起自己的身體。再來，我和Wa老大雖然交往快七年，卻在生兒育女這部份沒有共識，我因為先天雙耳聽力不好，實在太害怕無法給孩子健全的聽力。而Wa老大都能理解我的恐懼，仍不時鼓勵我，不要為了未知的結果而裹足不前，但我依然躲在自己的想像，繼續逃避著。

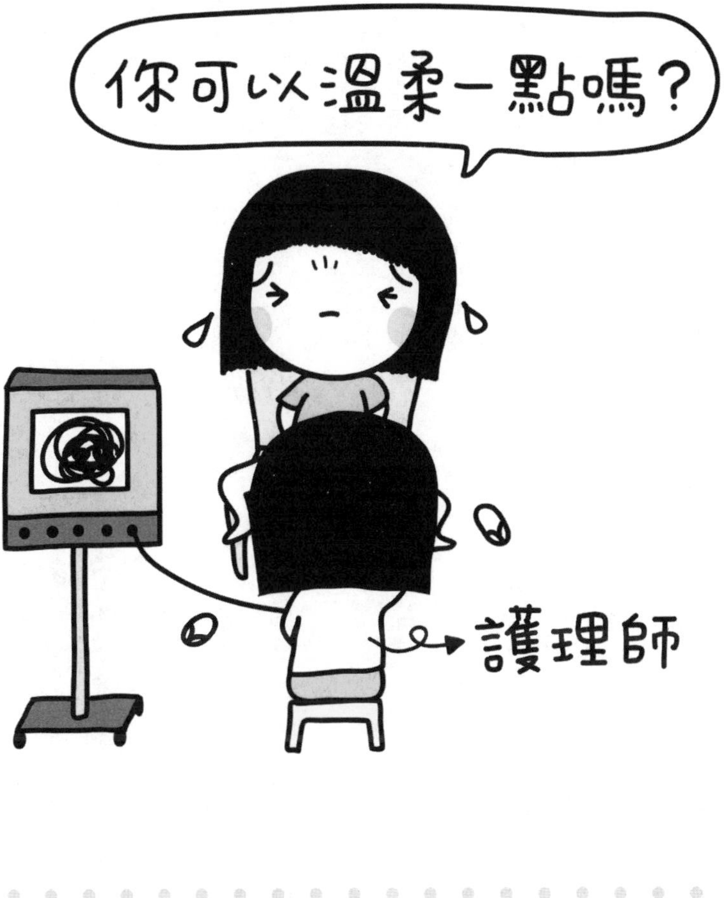
你可以溫柔一點嗎？
護理師

不過，現在無法再逃避了！我和弟妹打聽了亞東醫院的婦產科醫師，來到診間後，我迅速說明了自己的狀況和疑問，醫生立即安排了陰道超音波，並要我去檢查室，一位護理人員要我坐上高高的椅子，兩腳分別置放於架上，我才發現這檢查沒有想像的輕鬆，即使只有幾分鐘，也好難熬。

好不容易熬到檢查完成，我再次回到診間。醫生說子宮頸很健康，並遞來了凍卵的報價單，豈知總費用不僅僅要花上十幾萬，還得手術取卵。醫生鉅細靡遺地敘述凍卵流程，我的腦袋有如突然當機一樣，根本無法思考。

回到了家，我才瞬間清醒，一時拿不定主意的我，只好先探探爸媽的口風，孰料，看似保守的他們居然說：「身體健康比較重要。有時，強求來的，不見得是好事，小朋友的事就順其自然吧！」我嚇了一跳，原本以為爸媽應該會要我去凍卵，沒想到他們反而比我豁達多了。現在就剩Wa老大了，正巧住在台中的Wa老大隔日會來台北找我，到時再聽聽他的想法。

週六中午，Wa老大終於抵達台北，不曉得是苦無機會討論，還是自己太卒仔了，等到晚上，我鼓起勇氣拿出報價單，說明所有狀況，講著講著，不受控的淚水，撲簌簌地落下，怎樣也止不住……。

我說：「對不起，未來可能沒辦法有孩子了，真的很對不起，如果你想要小朋友，我可以去凍卵！」眼眶泛淚的Wa老大輕柔摸著我的頭，對著我說：「沒關係，也不要再動手術了，小朋友的事就順其自然。」我看著他的眼淚，即使滿心愧咎，也鬆了一口氣，未來的事就隨遇而安吧！

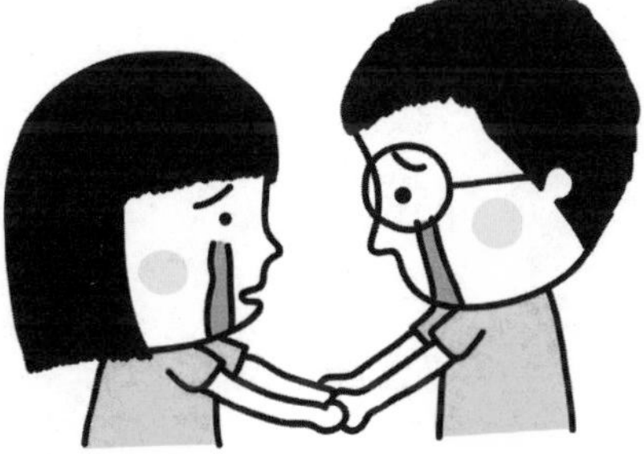

14

生死之事很透明：
因為無法預測，才能更懂得珍惜每一天

生死之事在我們家向來是禁忌的話題，一旦不小心提及死亡二個字，總會立刻被媽媽阻止：「不要講這個。」未料，在遇見Wa老大之後，生死之事反而變的很透明，雖然我很開心有人陪我談論，不過每一次談論完畢後，我總會莫名覺得有種被唱衰的感覺，真不曉得是好是壞。

自從我得了乳癌後，我們比起先前更常討論，搞得每一次都以淚收場。我無法確認情侶之間頻頻出現此類風格的對白，到底算不算正常，不過，這也可能是我的特殊狀況，才會讓話題也變得與眾不同吧！

某天下午，兩人看完二輪片後，外帶了兩碗豆花騎車去美術館殺時間。我們坐在館外廣場的長椅，邊吃著豆花邊討論起剛看完的動作片，豈料，他突然沒來由的問：「如果

一切，我自有安排！

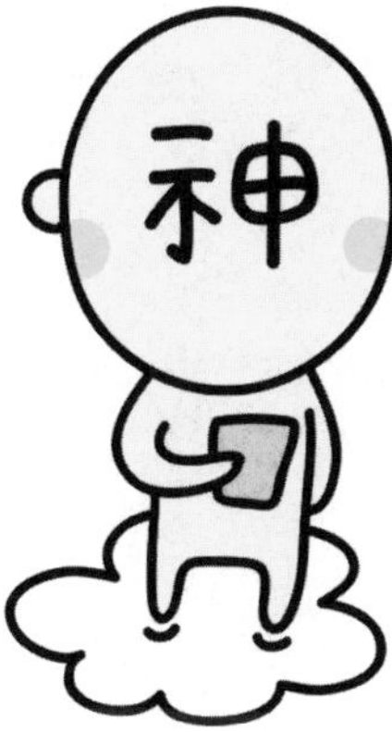

妳只剩下一個月，妳會怎麼度過剩下的日子？」我頓時感到驚嚇，卻又立刻在腦海浮起了畫面，畢竟我又不是從沒想像過這種事。

我想了一下才回答：「我會先花個幾天，逐一和好朋友們道別，感謝他／她們在我的人生中扮演了很重要的角色，因為他／她們的支持和鼓勵，我才能堅強面對生命的每一個挑戰。然後再花個幾天，再把想做的、想吃的、想玩的全做過一輪。最後的兩週，我會留給家人和你，好好地和你們告別。」

「我想，我會對你說：『對不起，我無法陪你走到最後，不過，你終於可以找個女孩幫你生個孩子了囉！』」話還沒來不及說完，我的淚水就崩潰決堤了，Wa老大也跟著淚眼盈眶。

我一股腦地把想說的話全說出來，卻沒料到情緒反而變得激動，正當我還在整理紛亂的思緒，正在快走的阿伯從我們前面經過，也許是下坡步道，阿伯速度過快來不及煞車，竟直接衝撞到另一位阿伯。

Wa老大一見阿伯們跌倒，馬上衝去詢問狀況，看是否需要救護車或是其他幫忙，所幸阿伯們最後僅是皮肉傷。因為這個突如其來的小插曲，我根本忘記要反問他，只能說他真幸運，硬是躲過了這一道難題。

看電影或韓劇時，每每一演出老婆先離開人世，只留老公一人獨活的戲碼，他都會對我說：「妳看吧，妳要生個小朋友陪我呀！不然妳到時先離開我，我一個人怎麼辦？」這番話讓人聽了不捨，但又忍不住想哭北他幹嘛一直詛咒我呀！

某次，我終於認真起來，我說：「我生了小朋友，到時若有個萬一，我得一個人帶著孩子，我怕我會撐不下去。而且，若我先離開了你，那可是一件好事，因為你一定會好好照顧自己的！」當時，Wa老大還一臉委屈地回答：「那我只能一個人住在養老院了，好可憐唷！」原本很正經的話題，隨著兩人的胡亂瞎扯，讓未來的老後想像也變的有趣多了。

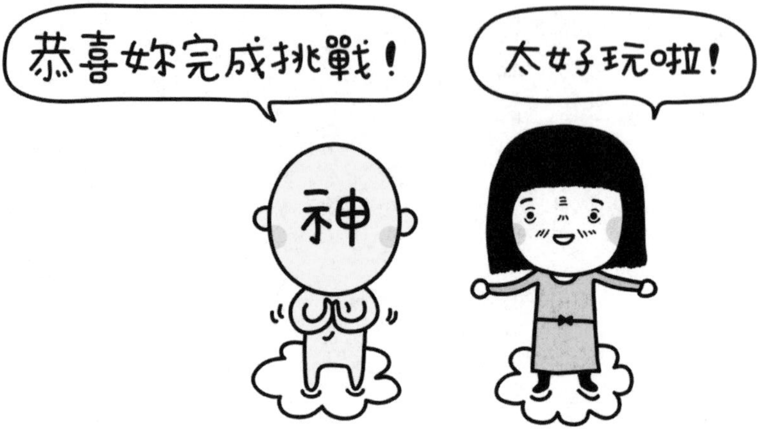

我們永遠都不知道老天會怎麼安排每個人的生命歷程。生死之事，本來就無法預測，也無法抵抗，只能淡然接受。現階段的我，只能學習勇敢面對人生最終的課題，每一天試著去完成自己想做的事，不管開心或不開心，永遠都值得珍惜。到了生命的最後一刻，我應該就能笑笑的說：「這一生，真的很完美呢！」也許這樣就能安然走入生命的最末時光吧！

15

不斷上演的角力遊戲：只要彼此有了默契，誰是王，已經不再重要

我和Wa老大的個性南轅北轍，我是感性掛，他則是理性派。我講求感覺，他重視數據。我優柔寡斷，他果決乾脆。這兩個風格截然不同的人，竟也在一起了將近九年的歲月了。現在想來，還真是不可思議。

這些年，因為Wa老大的轉職，我們之間的距離從六十公里，一躍成了一百五十公里，和那些異國戀的情侶相比，這一點的距離真的不算什麼。由於Wa老大得時常加班，加上我和家人同住。因此每次周末的見面，大多是我南下去找Wa老大，即便每次得搭乘火車或客運往返，我也覺得興奮，對我來說，這可是個三天兩夜的小旅行呢！

或許有人會覺得，為什麼總是我去中壢或台中，這種單方面的付出真的不會讓感情失衡嗎？老實說，我不這麼認為，我只覺得正好能藉機去其他城市旅行。更何況，Wa老大

也會善盡地主之誼，不時帶我去走訪各大景點，還能吃遍當地美食，這簡直是太棒了呀！

自從我進入手術和化療階段，住在台中的Wa老大，幾乎每個周末都會北上來探望我，即使週五加班加到天昏地暗，週六總會搭上第一班十點從台中發車至中和的客運，當晚則在我的房間打地鋪睡覺，週日再搭下午四點四十五分的客運返回台中。直到我開始放療，Wa老大才結束這將近半年期間的台北快閃行，他的辛苦，讓我特別感動。

我在Wa老大的眼中，無疑是個正常人，只是理了顆光頭。雖然我不喜歡別人把我當成生病的人，不過在Wa老大面前，我還是忍不住想展現那脆弱的一面，理智的Wa老大反而會給我許多建議，說真的，我就只需要他的擁抱和安撫就好。有些時候，我倒希望他能偶爾記起，我，其實是一個正在抗癌的病患。

戀愛，本來就會有主有副。這次我當君王，下次換你做皇上，權力不時交替，多少有助於關係的平衡。我以為生病之後，我能當個霸權皇后，沒想到，我們還是和過去一樣，老是在玩權力鬥爭的遊戲。

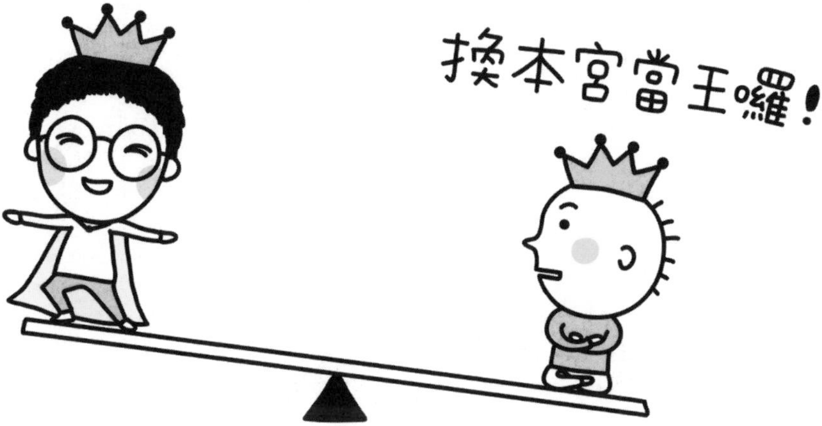
換本宮當王囉！

不過，談戀愛本來就是看誰可以，誰就多承擔一些，這個部份你作主，那個部份就由我來決定，也許在旁人眼中看似不公平，只要彼此雙方能相互理解，有那一份默契就足夠了。誰，才是真正的王，已變得不再重要了。

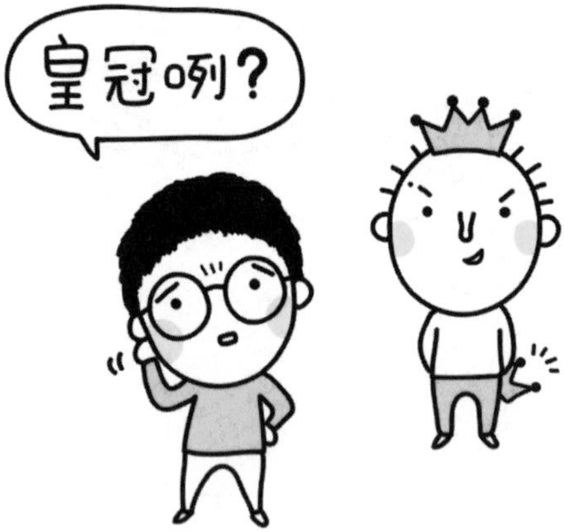

16

男朋友不把我當病人，而是當成師姐看：

自在地展現真實，才是真正的勇敢做自己

成了光頭之後，我老愛問Wa老大：「我的新造型看來如何呀？」他一開始都會打哈哈地表示：「還好啊！」試圖蒙混過去。我依然不死心繼續追問，後來他可能被問煩了，竟不加思索地回答：「看來像是師姐呀！請問妳在那一間廟修行呀？」聽見這番話，我還真不知道該哭還是該笑！

雖然我知道他在講白爛話，但還是忍不住認真了起來，我開始逐一細問：「你不覺得我爹娘幫我弄出的頭型很好看嗎？看來又圓又漂亮嗎？」Wa老大看了幾眼，最後默默回了一句話：「是很圓呀！但還是很像師姐啊！」我聽完當場啞口無言，只好改用拳頭好好教訓這個不識相的傢伙。

從那時開始，師姐就時常出現在我們的對話，我清楚自己早已沒什麼女人味，聽久了

也覺得可愛。況且師姐聽來感覺很有修養，搞不好我會因為這個新稱呼而變得更加樂觀豁達吧！

儘管，Wa老大總愛把我當師姐。不過，就沒有頭毛這件大事，他的冷靜看待，讓我十分佩服。出門之前，我總會問；「和你一起出門時需要戴假髮嗎？還是我可以直接戴棒球帽就好。」他永遠都說：「看你囉！你就做你想做的就好！」生性懶散的我，每一次都直接戴上了棒球帽和口罩，兩人就手牽著手出去溜晃。我猜別人眼中的我們，應該會覺得特別怪異吧！

某次，他剛好和台北的好友有約，正巧我也認識，他問我要不要同行，我反問他：「那我可以只戴帽子嗎？」他還是一貫的回答：「看你囉！」而我還是仍然選擇了熟悉的棒球帽。等到我們抵達他的好友家時，棒球帽才脫了下來。

每次脫帽之前，為了避免造成驚嚇，我一定會先問對方介不介意我的光頭，一得到對方的同意後，我才敢示出我的光頭。還有，某次我跟著Wa老大，和他同事一起吃火鍋，

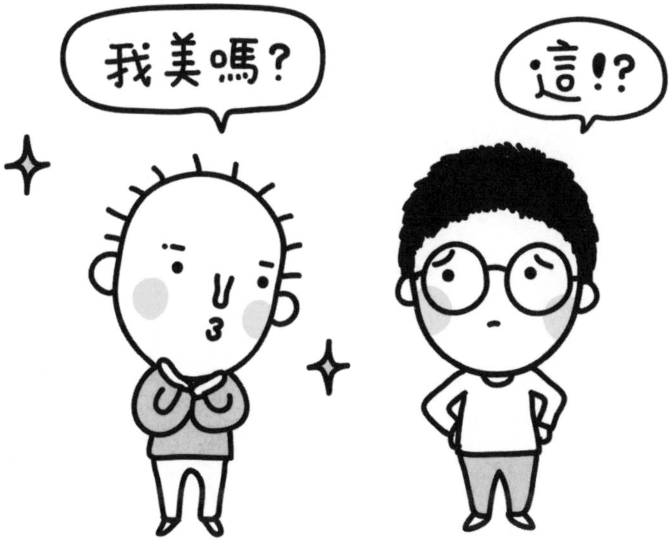
我美嗎？
這!?

我照樣也是以一分頭示人。光是這一點，我就很感謝Wa老大，不會因為別人的眼光，而要求我戴上假髮。

或許，有人會覺得這樣毫無保留的展現真實，真的好嗎？尤其，在親密的另一半面前，應該要留下最美好的一面吧！老實說，我並沒想太多，反而一直在Wa老大面前大秀光頭，還硬逼他表示我的新造型很好看。現在回想起來，自己似乎有點小任性呢！

我很慶幸，他從未嫌棄過我的光頭，相反的，並不時鼓勵我勇敢做自己。以男友的立場來看，更是難能可貴。還是，他每次回答的這句話「看你囉！」，其實是私心希望我能戴上假髮，只是我太憨直，次次都聽不出來他的弦外之音，哈！

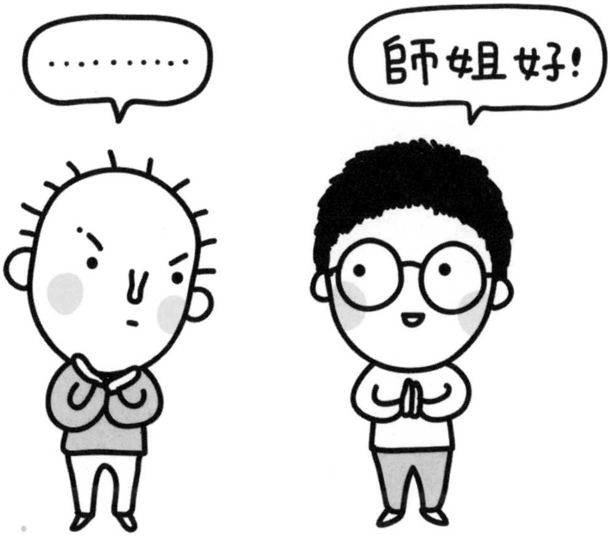
....
師姐好！

17

學習說出情緒：

爭吵，只是讓對方更能瞭解自己的一種方式

這九年若說沒有吵過架，絕對是騙人的。連雞毛蒜皮的生活小事，都能吵上好幾天，以前會先冷戰個一、二週，不過，隨著年紀的增長，我實在太厭倦要不斷維持作戰的姿態，所以現在幾乎是一天就能結束戰爭。

過去的爭吵中，口拙的我老是說不過Wa老大，到最後只好採取冷戰策略，直到雙方都累了才會打破眼前的僵局，只是問題一樣存在，我不得不先把那些衝突先埋在內心深處。直到再也無法隱忍，又全部爆發出來。爭吵、冷戰、和好，我們就這樣一直陷入在這難解的循環。

一場為期十個月的南美、美、加的流浪行，是我們有史以來爭吵最為激烈的長途旅行。某晚，我們在秘魯的某個小鎮，準備搭巴士去其他城市前，我先和麵包小販以五十分

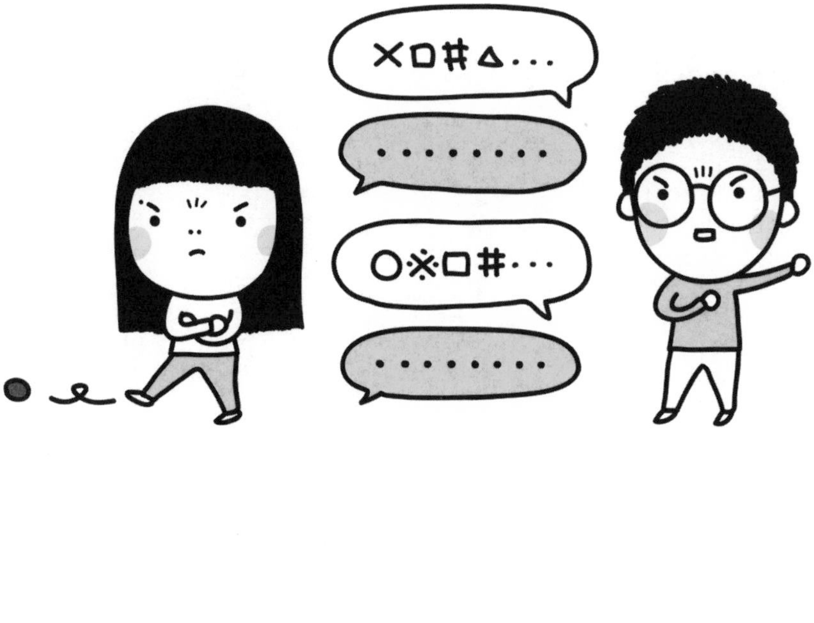

秘魯幣（50 cents）買了二塊麵包，過了一會兒，Wa老大和另一個香港朋友也跟著買了五十分的麵包，只見他們各拿一大袋的麵包，相差極大的份量讓我忍不住發火，直罵麵包小販怎麼可以不老實。

當時，聽不懂英文的麵包小販嚇了一跳，立刻在我袋內補放了幾塊麵包，同時又退我錢，我當時還在氣頭上，完全沒察覺到小販早已示出善意。此刻，Wa老大看不下去，叫我不要一直欺負小販，我聽了更是生氣，於是，兩人就在麵包小販面前和其他客人面前大吵一架。

就連我們在巴士站排隊買車票時，也還繼續吵著。當時現場還有許多旅人，連同行的香港朋友都覺得十分尷尬。當時我只覺小販不公平，Wa老大認為我為了五元也太誇張了，但說真的，我算術沒那麼好，還來不及換算匯率，等到我知道那袋麵包只值台幣五元，才驚覺自己也未免太小題大作了吧。不過，這只是題外話。

以前，我們從未這樣公開吵架，此次也是我第一次對Wa老大以這麼激烈的方式來表達自己的情緒，而且還是莫名其妙的五元麵包事件。所幸當時是在南美而不是在台灣，不

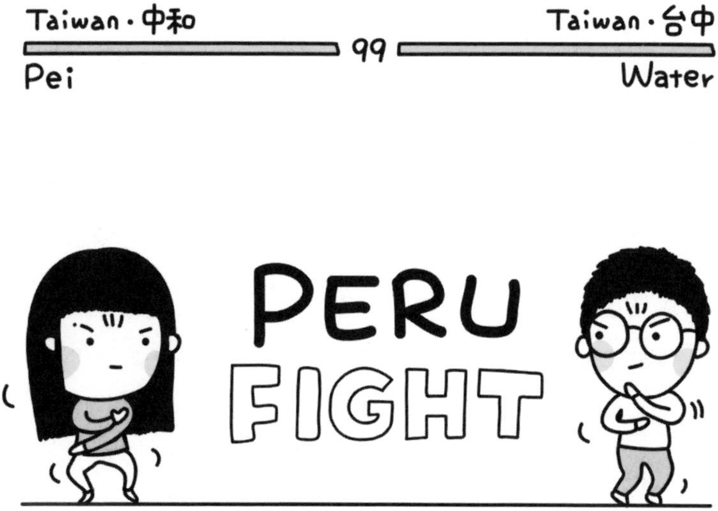
Taiwan・中和
99
Taiwan・台中
Pei
Water
PERU
FIGHT

然可能會被路人錄影Po上爆料公社，標題還寫著：「情侶竟為了五元麵包不惜在公眾場所大聲咆哮。」那就實在太丟臉了！

生病後，要說沒有吵架也是騙人的，爭吵的燃點多半是我想要溫暖的安慰，Wa老大則覺得我太過誇張負面，因此我們又開始冷戰個不停，只是戰爭沒有持續太久，也許是因為我的心境也逐漸轉變，似乎沒以前這麼執著和糾結了吧！

某個週日，我陪Wa老大等著回台中的客運，兩人坐在騎樓的空位聊著天，我說：「我知道自己該堅強，但偶爾還是會有玻璃心的時候，當我想要討抱抱或安慰時，你可以先放下你的理性嗎？」Wa老大沈默了幾秒後，才回：「那你可以試著把你的心練成鋼鐵心嗎？」

出乎意料的回答讓我忍不住噗哧一笑，雖然這個話題後來被我們聊歪了，沒什麼結論，不過內心卻覺得十分舒坦，起碼我終於讓Wa老大明白了我的感受。他也因此知道，當我玻璃心一起，不會再以理性思維去回應，而是採用另一種方式去包容我的情緒。

衝向鋼鐵心

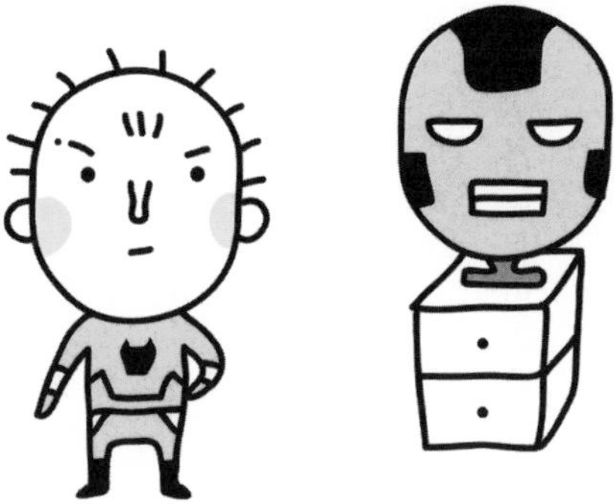

從那次開始，我們若再次爭吵，我還是會先採冷戰處理，不過一、二個小時後，我會整理好自己的情緒，再如實說出讓我很受傷的部份。儘管他偶爾還是會工程師上身，但比起先前，我們的關係變的和諧多了。現在，我的玻璃心還未變成堅強的鋼鐵心。不過，總有一天，一定可以練成的。

18

始終如一的感動：

原來，另一半的陪伴並不是理所當然

某日下午，我接到了癌症希望基金會志工打來的關心電話，一位大姐以親切的口吻問起了我的近況，由於先前已通過了二、三次電話，於是我也不自覺的掏心掏肺了起來，彷彿就和熟悉的朋友一樣談天說地。而偶爾有些不知該如何是好的狀況，我也會特別等她打來再問個清楚。

有次，大姐突然問起：「妳有沒有男朋友啊？」我立刻回答：「有唷！」她慢條斯理的回答：「那妳要謝謝他的不離不棄，要對他好一點喔！」納悶的我連忙追問，大姐才說：「因為有些情侶或夫妻會因此而分手，甚至也有離婚的。」我一聽大驚，原來，陪伴並不是理所當然的。

這二年，儘管Wa老大偶爾會職業病發作，不過仔細想想，他為了我做出許多改變，讓我特別感動。我一被診斷乳癌後，他立刻要我調整作息，分隔兩地的二人還特別建立了

始終如一的Water

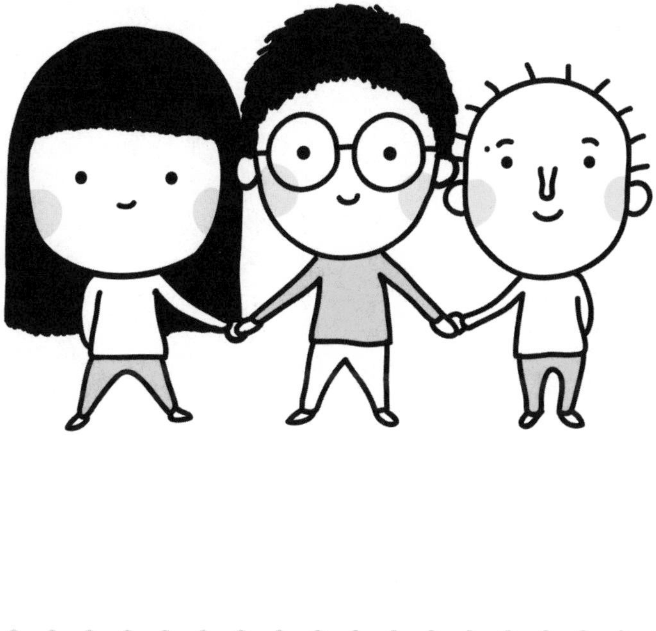

新的習慣，十點睡，隔早六點起床運動，就一個很常加班的工程師來說，真的很困難。

從那時開始，我們再也不熬夜，也不跨年，即使兩人飛去香港澳門參加友人的婚禮，他也會盡量讓我準時睡覺。現在，我已是健康的人，不過我們仍然繼續維持這個另類的習慣，雖然不一定會準時六點起床，但兩人還是會努力早起去運動。我想，這種生活作息的巨大改變，應該是他做出的最大犧牲之一吧！

飲食方面，Wa老大一向比我自律，蔬菜水果是他的最愛，不像我專走肉食重甜系路線。生病後，他跟著我不吃雞排、甜不辣、鹹酥雞、碳烤等犯規食品，等到我完成治療，他才開始在我面前吃起了炸物，我雖然愛吃，卻只想淺嘗幾口，對我來說，偶爾吃上幾口，也覺得十分幸福。

雖說Wa老大老愛講白爛話，不過除了爸媽之外，他是最關心我身體的人，不僅時常盯著我的每日運動達成率，也特地在套房準備了快煮美食鍋、青菜和水果，讓我在台中也能吃上新鮮蔬果，來完成天天五蔬果的目標。他知道我愛喝咖啡，還偷偷為我買了三一六不鏽鋼的咖啡濾網和咖啡保溫杯，他說：「三一六不鏽鋼比較安全。」我沒注意

生病前……

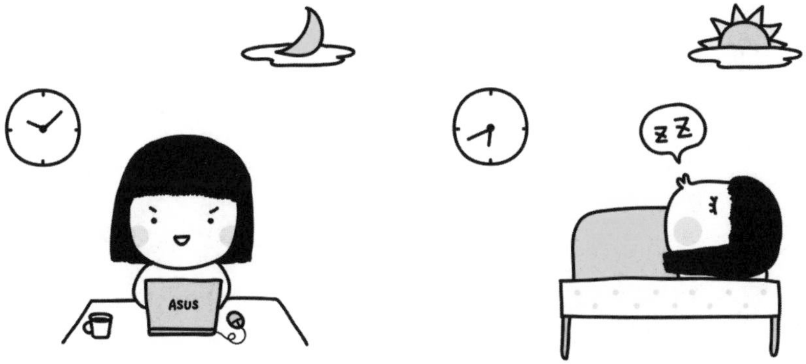

的細節，他全放在心上，讓人覺得窩心極了。

還有，我先前的手機和筆電老是出狀況，讓他實在看不下去，這二年，他用了生日禮物的名義，送了我新筆電和手機，把我嚇得目瞪口呆。我心想自己是無業之身，不需要用到這麼高級的蘋果手機呀！況且，他的手機也僅是平價手機而已。

我不禁大喊：「這也太貴重了吧！蘋果吔！」他才回：「Ok啦！剛好有人尾牙抽到想賣，我就買下來了。我本來要自己用，沒想到玫瑰金竟然這麼粉紅，好吧！就當作妳今年的生日禮物好了！」我心想才不是這麼一回事吔！是為了不想造成我的心理負擔，才會這麼輕描淡寫吧！

有一次，我不禁叨念起他對我太嚴格，他生氣地說：「我也是這麼對待自己的，我對妳比對自己還好，好呀！我也可以不要那麼愛妳啊！這樣我就不會這麼希望你能變得更健康！」我頓時啞口無言，才驚覺，自己似乎把Wa老大對我的好，視為理所當然了。

他對我的好，數都數不清，儘管他的小碎念，時常讓我哭笑不得。不過，他在我生病前後的態度仍然始終如一，這一點，就讓我感動不已。

生病後......

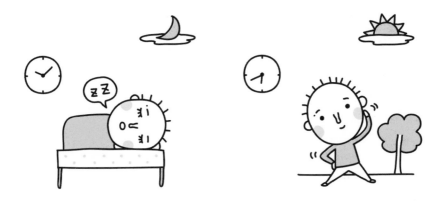

19

該走入婚姻嗎？

工作、懷孕、復發風險是走向婚姻的大考驗

某日，我問Wa老大：「你爸媽知道我生病了嗎？」、「不知道，也沒什麼好說的。」他回答的口吻就和討論日常之事一樣平淡。聽了他的回答，我頓時覺得安心許多。原來，我還是挺在意他父母的想法。不過，這下子我也不用想太多。現在他父母仍然還不知道我的事。想到這裡，這本書應該不能出現在他們的眼前吧！哈！

也許是自小看了許多不幸的婚姻，讓我對婚姻一事存有害怕和恐懼的印象，甚至覺得十分沈重。直到近幾年，看見有些同學們踏入婚姻後，過著幸福美滿的生活，我才漸漸改觀。

可能是我太害怕承擔太多責任，尤其是婚後的各種挑戰，就不由得感到畏懼。於是，每次Wa老大一提及未來規劃，我總是避而不談，我就是這個性不好，老是以逃避的心態

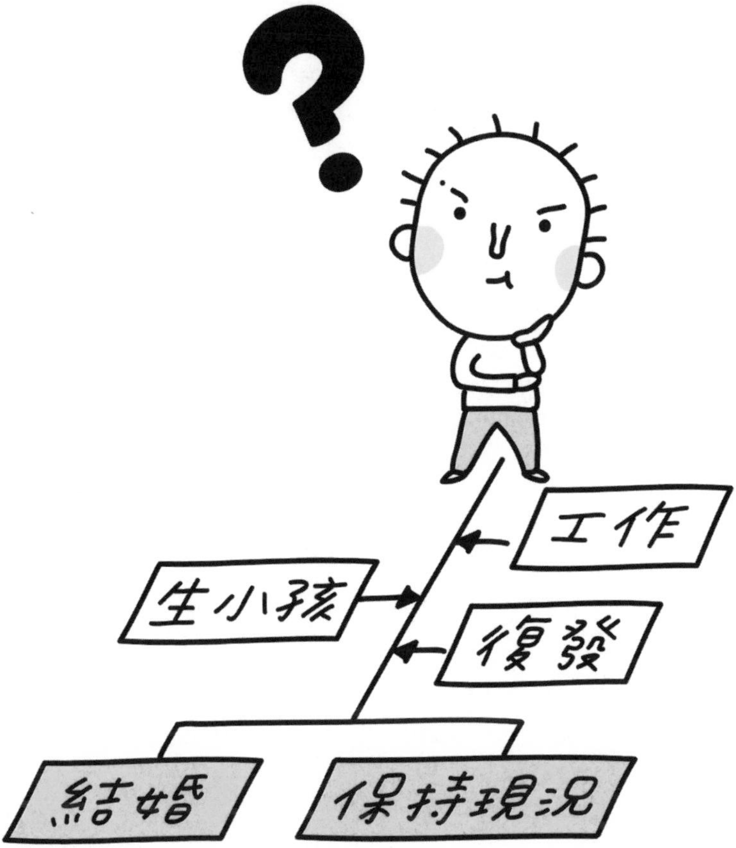

工作
生小孩
復發
結婚
保持現況

去面對未知。雖然明白要勇敢面對，不過人妻這個身份，目前，我還不敢勇於嘗試。

想到婚後，一直以來的生活圈，將從熟悉的台北搬來半熟的台中，令人有些抗拒。我喜歡旅行，不過旅行再久，總有個家會永遠等著你回去，這種莫名的安全感，反而更能真正享受旅行的感覺。一旦結了婚後，我的家就不再是待了三十幾年的家，而是變成了台中，這感覺十分詭異。

工作，也成了婚姻之事的重要關鍵，所幸我目前沒有工作，否則還得考慮工作一事。這樣也好，對愛操煩的我來說，少一分煩憂，換來多一分安心，也不失為是一件好事。

生病之後，考量的因素變的更多，連懷孕、復發風險也得放進評估清單，我向來是想很多的性格，連Wa老大也覺得我未免太多慮了。不過，仔細想想，很多事情也不會照自己想像的發展。算了，還是順其自然，我也輕鬆多了。

現在，我們仍然過著分隔兩地的生活，不同的是，我待在台中的時間變多了，我們已不再是原先的周末情侶，也用不著在週五和週日急奔至巴士站或火車站。現在反而還能從容的往返台北和台中之間，仔細想想，這樣似乎有一種類婚姻的感受呢！

雖然，我至今還沒找到答案，搞不好某一天，我會突然想通，勇敢地嫁作人婦吧！

（Wa老大看到此段，一定又想白眼我了！）

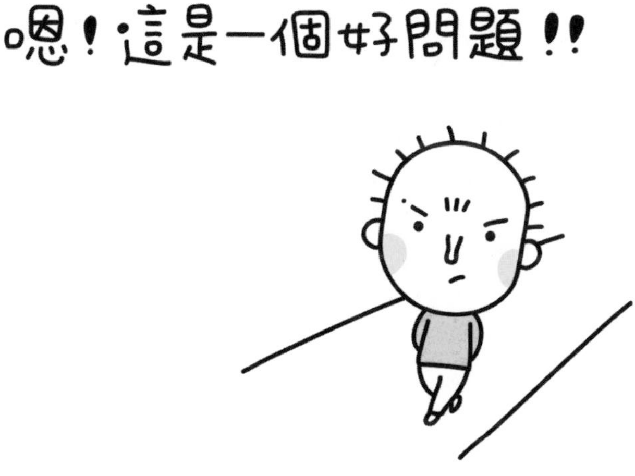

Part

④

我們都一樣

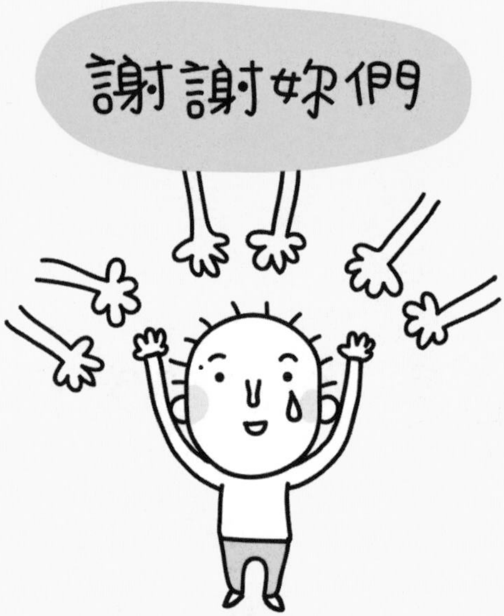

生了病後，我以為只有自己孤軍奮戰著，在醫院才發現原來其實有許多人也為了健康而正在努力著。

因為自己置身其中，才得以一窺許多真實的人生百態，有些讓人同情，有些則讓人感動。也因如此，我才開始懂得珍惜自己所擁有的。

我原先排斥病友相關團體，無意間在診間結識了一些乳癌病友。或許是因為大家都朝著相同的目標前進，我們不僅為彼此加油打氣，也分享了許多的資訊、病情和心情抒發，而這些交流，竟莫名讓人變得更加堅強許多。

20

負能量，是白血球的殺手：

試著不再執著憤恨，就是對身體最大的幫助

回診時，總會在診間遇見許多病友。由於大家的治療時程差不多，再加上我和媽媽的組合看來奇特，成了容易被記住的對象。只要看到我們出現，不是熱情招呼，就是關心近況，我雖不識對方也只好答腔個幾句。直到對方離開，我才偷問媽媽剛剛打招呼的人是誰？莫名被人記在心上，其實很害羞。經過幾次的談天，我們也逐漸熟識。

某日下午，我完成放療後準備返家，在捷運月台遇見了剛在放療室見過的夫婦，他們正好要去台北車站換車，閒聊之後才得知那位年輕的阿姨得了卵巢癌，她一臉擔憂的問：「我的白血球掉好多，可是吃不下東西怎麼辦？」

我起初以為是化療引起的副作用，出乎意料的是她還沒開始做化療。我連忙收起吃驚的眼神，轉而鼓勵她可以多吃高蛋白質的食物，並分享自己的私房小撇步。未料，阿姨

白血球
我會保護你們的！

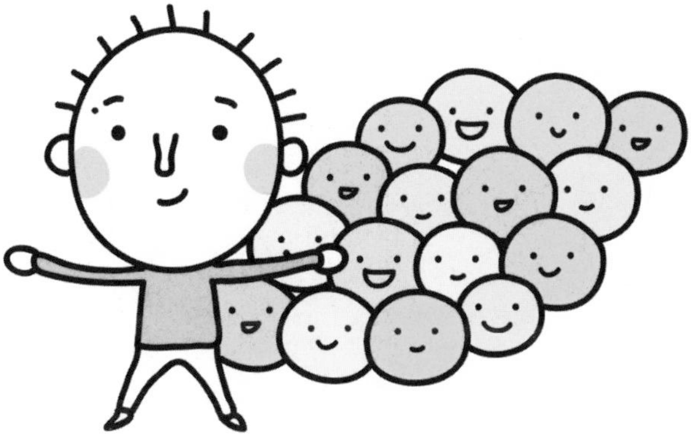

開始怨歎了起來……。

在診間結識的乳癌病友，儘管期數不同，每個人仍然積極樂觀，並不時為其他病友加油打氣。惟獨這位阿姨不太一樣，儘管她沒打化療，卻因為滿滿的負能量，無意間讓心充滿了像化療一樣的毒素。我也終於明白阿姨為什麼會體重直直落。有人曾說：「喜樂的心，才是良藥。」原來，心理素質真的很重要。

生了病，就要勇敢面對。逃避，雖不用承受痛苦的治療過程，卻對現況無濟於事。拖延治療，也許反而會帶來更壞的結果。我們可以自省過去的生活方式，但不要過度苛責自己，只需告訴自己，找到錯誤是一件很好的事，不僅可以立刻調整，還能藉機重建對自己更好的生活習慣呢！

若是找不到原因，也不要氣餒和憤恨，有時候，我們做對了每一件事情，卻仍然無法控制結果，不是嗎？就把它當作是老天送給我們的課題，也許祂想讓我們好好思索人生，也許祂想提醒我們是否遺忘了真正想完成的事。如同許多人會透過旅行尋求自我，我們其實也是如此。現階段只需要找到最自在的生活之道，讓自己開心就好。

癌症，雖然是可怕的惡魔，倒不如想成是瑪莉兄弟電玩的遊戲關卡，手術、化療和放療像是超級蘑菇、火之花和無敵星，是我們打敗惡魔的武器。另外，不僅要相信醫生，也要相信自己，不定時為自己補充蛋白質彈藥，幫助身心提昇到最佳狀況，如此一來，一定可以破關的！

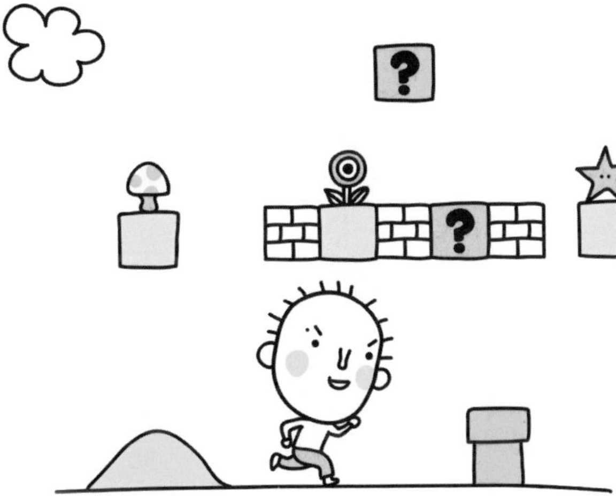

21

孤單真的沒有生病的權利？

健康永遠是每個人最重要的人生課題

每一次的住院，我大多會選擇健保病房。主要的原因並不是為了省錢，而是怕媽媽覺得無聊。畢竟我一進入化療階段，就會迅速進入睡眠狀態。而健保病房為多人房，有些家屬會陪同在旁，媽媽正好也有機會和其他家屬聊天殺時間。

住院之前，得完成一連串的作業程序，跑了幾次流程，最初的陌生也逐漸變得熟悉，連回答問題和填寫表格，也成了反射動作，兩三下便能完成住院手續。等到親切的護理人員輕聲說道：「這樣就可以囉！」兩人才拎著大包小包前往我的專屬病床。

化療前的我總是精神百倍，一旦進入化療注射階段，下針沒多久，我便開始昏昏欲睡，我不清楚是藥效使然，還是因為太想以睡眠來忘卻人在醫院的事實。總之，從下午一、二點持續到晚上八點多的化療，我習慣用睡覺來度過漫長的時光。

從機器傳來的嗶嗶聲，彷彿宣告著點滴的藥水已滴完，我半夢半醒，朦朧中只見媽媽幫忙按通知鈴，提醒護理人員前來換藥。沒多久，全副武裝的護士帶著小跑步從護理站衝來我面前，俐落地換上了另一包化療藥物後，又急奔回護理站。我看了幾眼，不一會兒又昏睡過去。

通常，我會一覺睡到化療結束。某次卻被怒罵聲吵醒，我只能稍微抬起頭來一探究竟，一位口音字正腔圓的大姐，正大聲叫罵著病床上的阿嬤，那個阿嬤年約八十好幾，她虛弱的說：「我想上廁所。」而這位來自中國的大姐似乎是阿嬤的看護，她不斷大吼：「我才幫妳清乾淨，妳又要上廁所，妳不准給我尿出來……。」

沒多久，那位中國看護突然瘋狂怒斥，原來是阿嬤忍不住尿出來了。我看見看護正粗魯翻弄著阿嬤的身體和衣服，讓人非常不捨。我明白清理殘局將會十分辛苦，不過可以不要對老人家這麼粗暴嗎？

當天中午剛到病房時，那位看護還特別向前和我打個招呼，看來非常親切。豈知，幾個小時之後，反而變成另一個模樣，極其反差的對比讓我驚嚇不已。我不曉得其他床友是否擔心反應之後，看護會對阿嬤做出更過份的行徑，還是因為大家都自顧不暇，實在無能為力去管別人的家務事。那時候，病房只剩看護瘋狂斥罵的聲音，令人十分難過。

隔日我出院後，聽聞阿嬤沒有家人，只能請看護幫忙照料，就算委屈也得逆來順受，讓人聽了實在不忍。以前我從來無法想像生病的獨居老人會遇見怎樣的狀況。若非親眼所見，才驚覺這些孤單的老人家原來得獨自面對許多無法預測的風險和歧視。若是運氣不好，就成了一件件令人難過的悲劇。

因為阿嬤，我才明白老後的生活規劃非常重要，不管是獨居或是與家人同住，健康永遠是每個人最重要的課題。我是這麼認為的，有了健康，人生的選擇將會變得更多更廣，如此一來，也許就能活出那美好自在的老後人生。

我不清楚阿嬤的故事，雖然非常同情卻又不知該從何做起。也許，醫院未來可以在病房區張貼虐待求助的ＳＯＰ或檢舉專線的海報及公告。就算別人遇見了看護虐待事件，也能低調幫助這位可憐的長輩呢！

老後規劃很重要

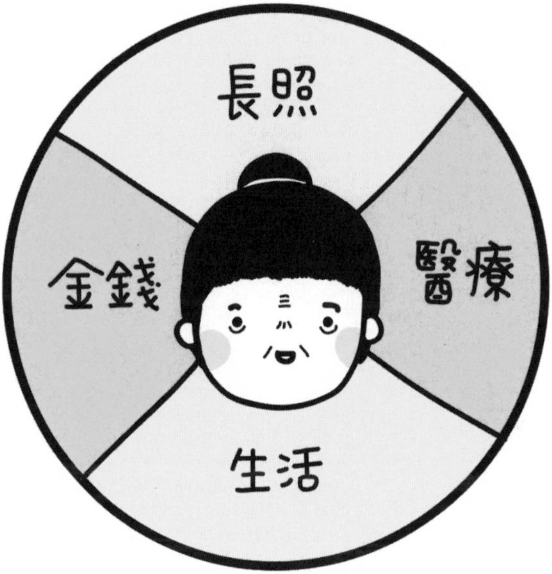

22

面對可能復發的恐懼：

盡量保持心平氣和，練習淡然處之

在醫院等待叫號時，總會不小心和鄰座的病友聊起天來，大家的話題不外乎是分享彼此的病情、發現和抗癌過程。大多數病友是因為做了健康檢查，意外發現自己得了乳癌。而有少數的人，則是因為乳癌復發，只好返回醫院再次抗戰。

某次，我剛完成了病房的 check -in，我和媽媽習慣先卸下行李，各自完成日常用品的擺設後，再去附近的餐館吃午餐。通常我們會和鄰床病人及家屬打聲招呼，就像背包客旅行一樣，偶爾會問鄰床的人：「你來自哪個國家？」、「你在這個城市待多久了呀？」、「那你接下來會去那個城市呢？」等等。

病房的開場白有些不同，「你住哪裡？」、「你生了什麼病？」、「幾期呀？」、「要做幾次化療」話題總是繞著病情打轉。其中印象最深刻的是，一個大姐脖子上有一顆大

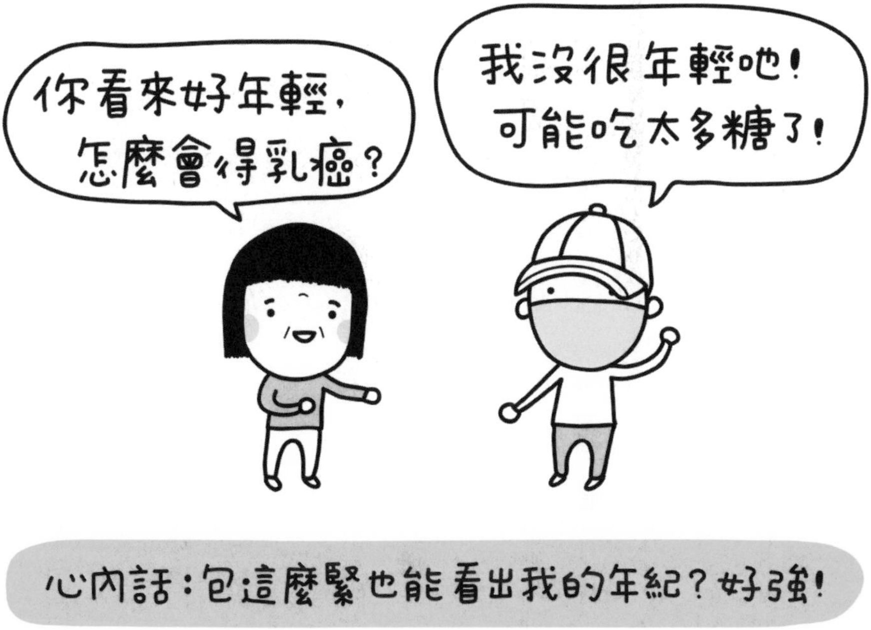
你看來好年輕，
怎麼會得乳癌？
我沒很年輕吧！
可能吃太多糖了！
心內話：包這麼緊也能看出我的年紀？好強！

概十公分的腫瘤，也好奇問了我的病情。一聊才得知她先前是子宮頸癌，因為心情不好，讓癌症再次復發，只好繼續抗癌人生。

先前和一些復發病友談過，有些是因為家人過世，特別傷心難過，有些則是心情不好，所以才會再次復發。原來，情緒管理真的很重要。一個不小心，就容易讓自己陷入復發轉移的風險之中。

即使完成了治療，但不得不說，自己也很怕復發。我很感謝這群大姐，提醒了我要盡量保持心情平靜，凡事淡然以對，不要讓自己陷入過於悲傷的情緒。雖然難以控制，但我仍會努力調整。

我的阿公，在我治療完成後半年因病痛離開人世。當時，爸媽特地叮嚀我不要太傷心難過。我儘管明白，但每每一想到我虛弱地躺在床上瘋狂嘔吐之時，年邁的阿公總會緩慢的走到我的房間，要我好好加油的那一幕，就忍不住淚如雨下，久久無法平息。

至今，阿公離開我們已一年多，我還是會時常想起以前和阿公的回憶，偶爾還是會覺得悲傷。他以前最常和我說：「恁愛卡巧吔！」字句間滿是對我這個傻孫女的疼惜和擔

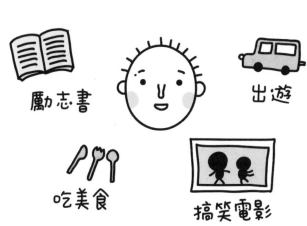

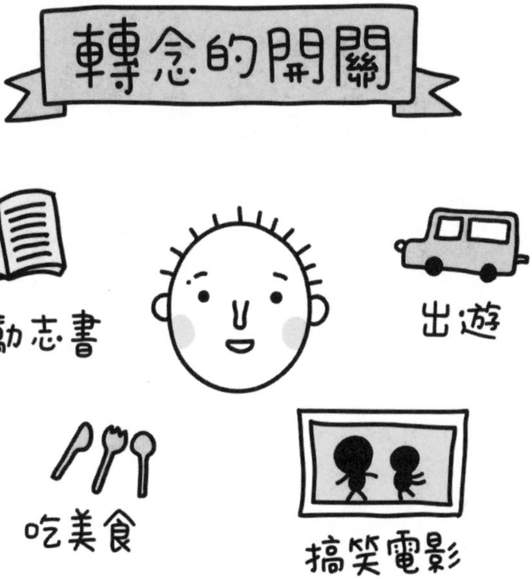

憂，想來就特別溫暖。不過，現在阿公再也不用受到病痛的折磨，也算是一件幸福的結局呢！

雖說，生活會難免會遇見悲傷和痛苦，不過，在宣洩情緒後，還是得找個轉念的開關，讓自己可以迅速跳脫悲傷的情緒。畢竟，抗癌之路本來就是個漫長的路程，別為了一時的情緒，而無意間影響了自己的身體，不是嗎？

23

撇步道相報：和病友們一起努力衝向目標的感覺真好

自從被宣判乳癌後，我沒有特意加入病友團體，並不是說這類的團體不好，而是當時不想再耗費心力去結識新的朋友，只想一個人靜靜地去面對這些挑戰。這樣也沒什麼不好，純粹想讓自己自在點而已。

化療的時程安排，總以三週為一個單位。有些時常出現的病友，久了也成了熟面孔，雖然每次只能短短一聊，卻又深刻感受大家都很努力地衝向相同的目標，這種一起奮鬥的感覺真好。我開始明白，原來所謂的互助團體就是這麼一回事。

在化療之前，我們得先抽血確認白血球大軍是否有足夠的數量迎戰。因此我總會在報到前先完成抽血，再去門診等待驗血報告。在等待報告出爐的同時，大多會和其他病友交換作戰心得。

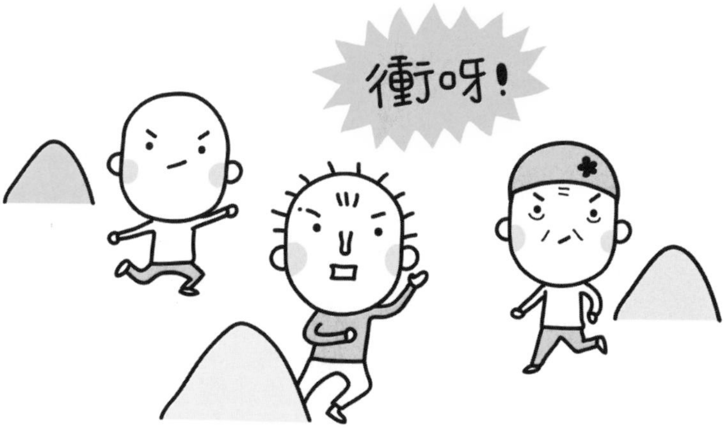

健康

由於大家都希望能早日達標，白血球的指數就變的十分重要，因此每次的話題，幾乎都在討論彼此最近吃了什麼，才能有效衝高白血球。尤其是我最後的兩次化療都因白血球指數過低而被退貨，白血球快速增長的秘訣更是格外關鍵。

治療之前，我遇見了一位和我年紀相仿的媽媽，雖然彼此的回診時間分別落於週一和週五，不過我們還是時常用 Line 討論著飲食小撇步和心路歷程等等，而藜麥和火龍果正是她告訴我的，讓我前四次的化療都能安然過關。

不記得是哪一次的住院化療，我正好住在健保病房，半夜因為化療副作用發作，我開始瘋狂嘔吐了起來。當時真覺得對其他病友感到非常抱歉，不時出現的嘔吐聲，勢必讓大家都無法入眠吧！

隔早，蘇醫生查房之後，同房的兩位乳癌病友特別過來關心，一位年紀比我小的女孩，貼心建議我可以吃褐藻，吃了比較不會想吐。而另一個大姐也完全贊同，她表示一開始治療就吃了褐藻，因此只有噁心想吐的感覺，不像我這麼嚴重。

於是，吐到怕的我也特別去買了來吃，雖然一盒要價不菲，但是為了減緩化療吐，我

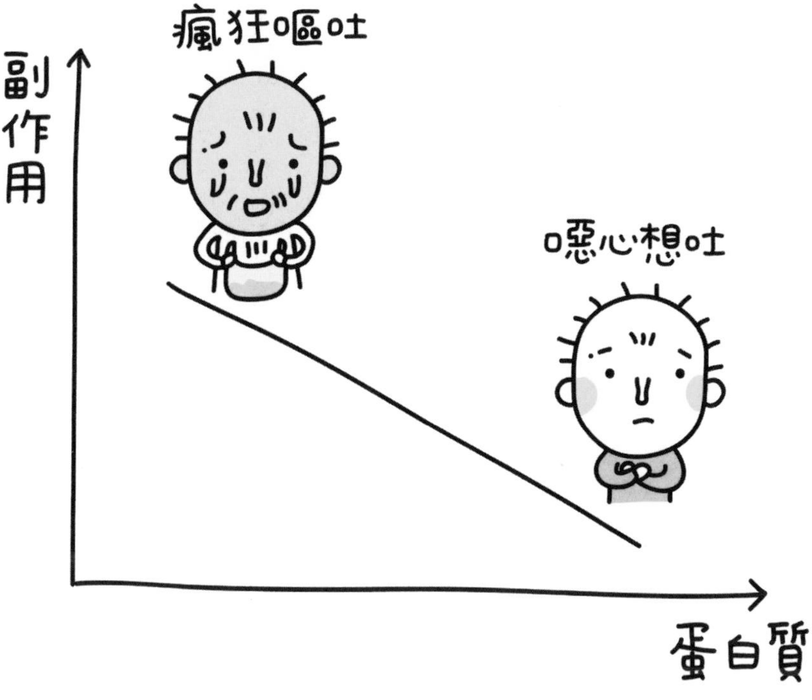

瘋狂嘔吐
副作用
噁心想吐
蛋白質

願意花錢一試。也許是因為我才吃沒多久，沒什麼明顯效果，仍吐的亂七八糟，即使自己加打了自費止吐劑，嘔吐情況還是沒什麼改善。

後來我才發現，化療的副作用和白血球指數有很大的關連性。白血球指數愈高，副作用就愈輕微，反之則愈嚴重。難怪，我第三次和第四次的化療特別難熬，一天得產出十幾個的嘔吐袋，總是要吐到喉嚨被灼傷才會逐漸好轉。

最後一次的退貨，我拼命進補像是滴雞精和滴牛精等高蛋白食物，以一週的時間將自己的白血球從兩千兩百一次衝到六千，創下新高紀錄。那次，我的化療副作用終於減緩，從以前的瘋狂亂吐，進步為只有噁心想吐而已。

許多病友會分享一些衝高白血球的撇步，如果能力許可的話，不妨一試，也許能找出適合自己的方式。不過，我真心覺得，認真進補高蛋白食物，可能比較會有明顯的效益呢！

24

健保房和雙人房：每張病床都藏了一段段真實的人生

我承認，自己從來不瞭解自己買了什麼保險，也照樣繳了好多年的保費，直到被確診乳癌後，才認真翻起那些保單，所幸在十幾年前買下的保險，除了有一單位的癌症險，還有住院日額保障。此刻就很慶幸自己有買對保險，才能承擔全部的醫療費用，讓無業的我也能安心休養，只能說自己極其幸運。

加上我因為乳癌而有了重大傷病卡的資格，減免了部份負擔，因此每次的回診只須付上掛號費即可。因此，我也不用特別擔心病房支出，對我而言，病房只是個臨時住所，因此不管是雙人房或是健保房，住起來其實感覺都一樣。若是硬要比較，我反而喜歡住在健保房。也許是因為可以看見許多真實的人生百態吧！

我住過二次雙人房。第一次是準備進行局部切除手術，當時的隔床病友是個蓄著短髮的大姐。她的腿意外被紙箱的邊緣劃傷，因傷口一直未能癒合，只好轉而進行清創植皮手術。原來一般的傷口癒合，對有些特別的人來說，往往會變得十分嚴重，不僅要花費較長時間，還得以植皮來幫忙修復到原先的狀態。

大姐雖然有先天性的免疫疾病，得小心翼翼地過日子，不過從言談中仍能感受到她的樂觀和活力。我待在病房的那三天，最喜歡聽她講述自己的人生故事，能這麼樂觀面對自己的先天疾病，真令人佩服呢！

而另一次的雙人房，剛好沒有其他病人入住，讓原本的雙人房直接升級為奢華單人房，雖然我和媽媽非常自在，不過，唯一的缺點就是覺得安靜了點、冷清了點。畢竟我還是比較喜歡熱鬧一點呀！

我住了五次的健保病房，遇見了形形色色的人。而我在旁人的眼中，也是奇特的代表。因為他們從未看過這麼年輕的女生得了乳癌，每每聽見我的病情，總會十分驚嚇。不過，當時的我已三十八歲，其實也不算年輕了呢！

印象最深刻的是，隔床大姐整晚咳個不停，也許是因為非常不適，才會失控怒罵老公，

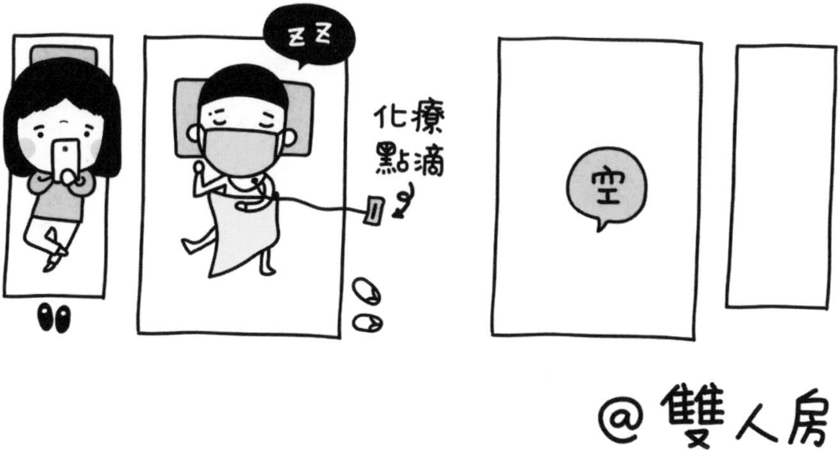
zz
化療
點滴
空
@雙人房

而她的老公總是任由她無情斥責，並默默地善後清理。而不時出現的吐痰聲和飆罵聲，讓我半夜驚醒好幾次，整晚睡的極不安穩，那次是我在健保房睡的最不好的一晚了。

我因為過去的工作經驗，曾與失智症家屬有些接觸，因此較為瞭解家屬面臨的照護壓力。而這位大姐更讓我深刻體會到久病照護者的辛苦和無奈，不僅要承受病人時常發作的負面情緒，還得打起精神照顧躺在病床上的家人。有些照顧者甚至被迫放下一切，才能提供二十四小時的專心照護。這沈重的照護壓力常讓照顧者無法喘息，特別令人同情。

某次，我對面的病人是一位阿嬤。而阿嬤的女兒隨伺在旁，她從媽媽聽聞我的病況，還特別手作了一個葫蘆掛飾送給了我，她說：「這個可以帶來平安唷！」我們僅是萍水相逢，沒想到還能得到真心的祝福，真讓我感動不已。

住在健保病房，代表了睡眠的品質將會無法控制。不過，我卻從這幾次的經驗，窺見了許多真實人生，大家儘管背負著許多不為人知的無奈和辛酸，卻仍然繼續選擇相信未來。有些事或許不如預期，不過，我們可以開始試著去珍惜每一個當下的美好，如此一來，也許會更有勇氣堅持下去呢！

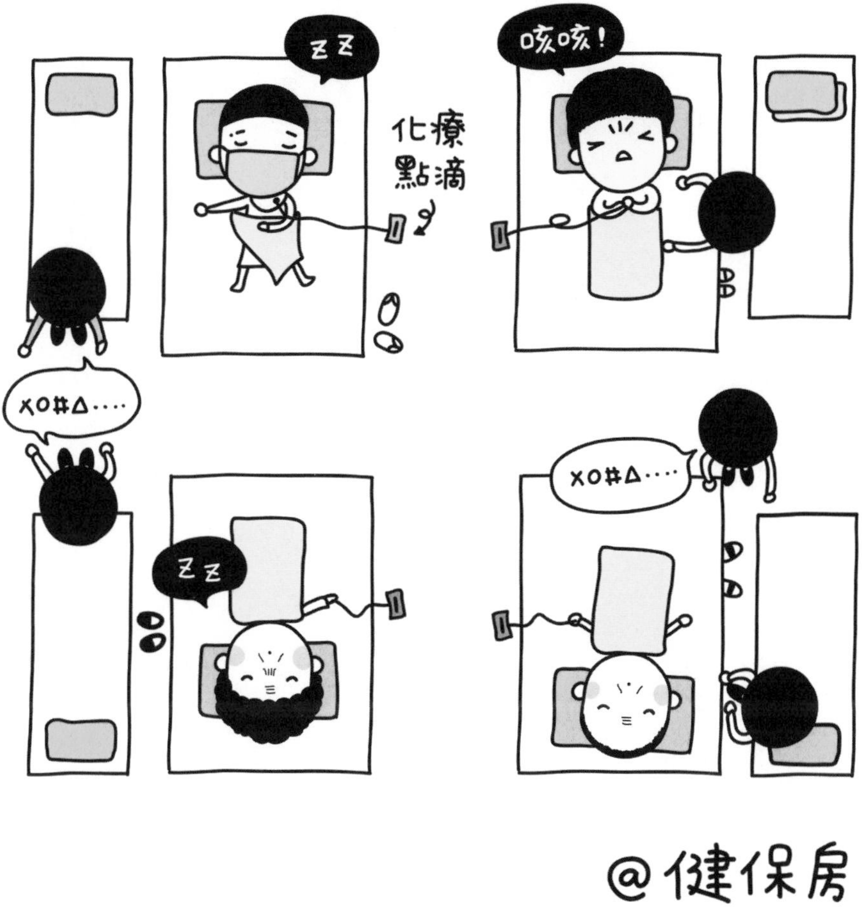

ZZ
化療點滴
咳咳!
XO#Δ....
ZZ
XO#Δ....
@健保房

25

妳被退貨幾次了？

退貨，不如當作是老天特意安排的恢復期

每一次在診間遇見其他乳癌病友，我們總會以「你這次過關了嗎？」來當作開場白。若是被退貨，也會鼓勵對方回去再多吃高蛋白食物，下週一定會過關。過關雖然是好事，起碼安全通過了化療的門檻，即便如此，還是讓人有一種「既期待又怕受傷害」的複雜情緒。

不過，並不是每次的化療都能這麼順遂，據說化療之後，不管好細胞，還是壞細胞，全都會被消滅。而每三週一次的療程，往往等不及白血球的生產速度。因此，我的白血球指數幾乎是一次比一次還低。

化療前的抽血彷彿是一場重要的考試，主要驗收這三週的高蛋白攝取量。前四次，我都輕鬆達標。而第五次和第六次因為無法及時產出白血球，而被醫生退貨，只能以重考收場。

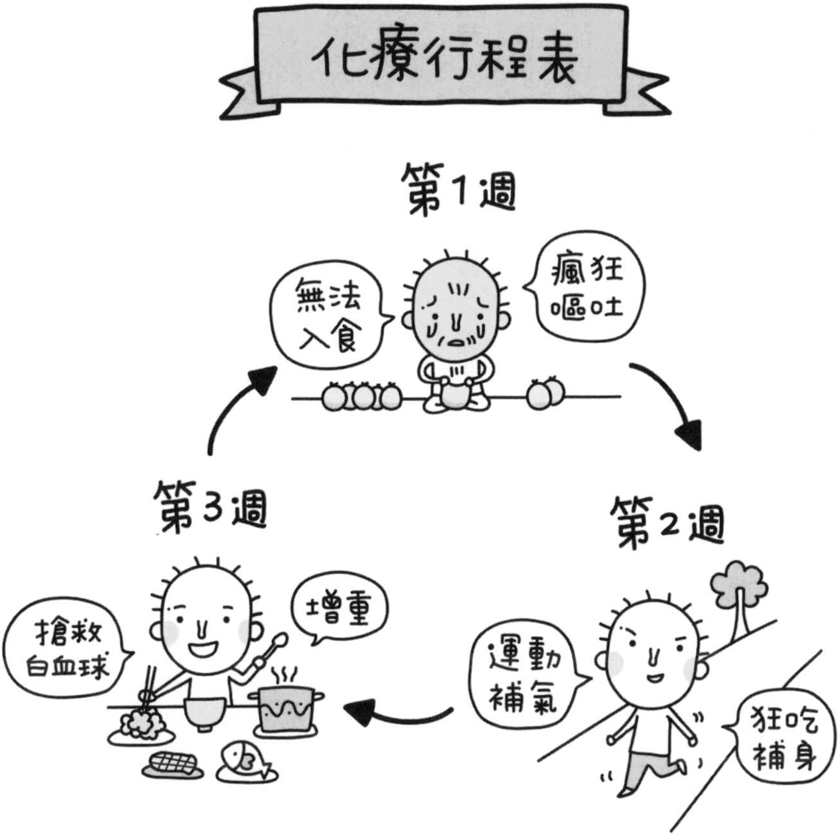
化療行程表
第1週
無法入食
瘋狂嘔吐
第2週
運動補氣
狂吃補身
第3週
搶救白血球
增重

也許是白血球還在低標三千附近，我僅是被醫生遣返回家，待下週回來再戰。經過一週的瘋狂進補，我的白血球也從兩千七百順利衝高到四千六百。第六次更是驚人，短短一週，白血球竟從兩千兩百直飆至六千，創下有史以來的最高紀錄。

有些病友因白血球數量太少，得打上白血球增生劑幫忙增產，才能加入下週的戰局。她羨慕我能輕鬆過關，而我老是很羨慕那些動不動就六千起跳的大姐。直到某次聽見六千起跳的大姐說：「醫生說太高不好呀！」我才發現原來有些數值不是高就好，而是要剛剛好。

人好像就是這樣，各自羨慕著彼此，雖然我很羨幕那些高分過關的病友們，但我也清楚，即使吃再多高蛋白食物，我的體質偏偏就是無法全部吸收。就和考試一樣，有些聰明的同學輕易就能得到高分，而有些同學得要付出許多的努力才能安全過關。我想，什麼方法都不重要，白血球數量也無所謂，只要能順利完成化療就好。

退貨，也許會讓人感到挫折。不過，可以想成是老天送來的恢復期，若是勉強硬做，反而讓身體無法負荷。曾聽聞有個病友白血球低於門檻，卻仍然堅持化療，結果後來被

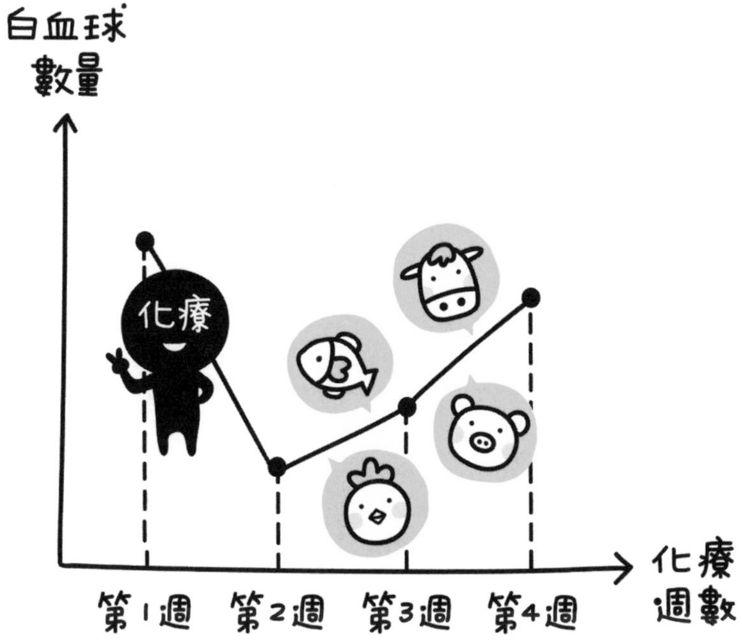
白血球數量
化療
化療週數
第1週
第2週
第3週
第4週

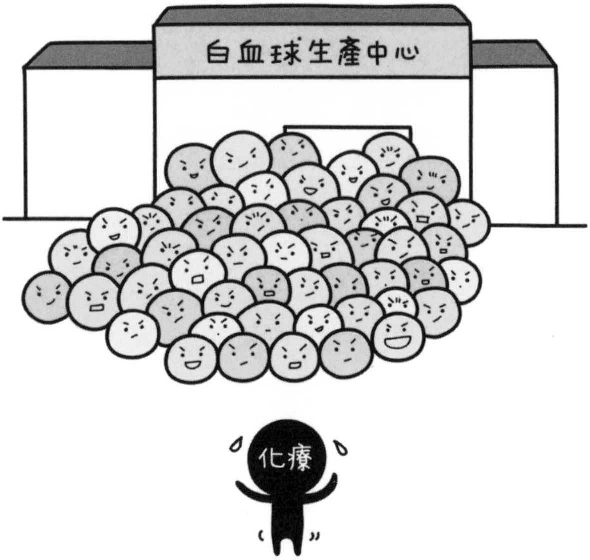

送進加護病房，一段時間後才恢復正常。與其如此，不如當作是練習「被拒絕」的好時機，這樣，未來肯定更能懂得不再執著吧！

身體的運作本有一定的規律，有時候，就是得靜心等待。等她真正準備好了，我們才能成功對抗那些病魔，是吧！

26

勇敢的女孩們：她們的堅毅，讓我更勇敢面對這場人生挑戰

在抗癌的過程中，我遇見了一些和我一樣的乳癌病患，雖然年紀不同，卻有了相同的目標：「活下去！」因此，大家都會相互加油打氣，甚至還會叮嚀彼此記得要每天運動，這份無私的關心特別顯得珍貴。

大家來自不同的城市，以台北市和新北市佔大多數，而其他縣市中，我只遇見中壢、台中和高雄的病友。而台中和高雄病友為了就醫方便，也特別暫住於台北的親戚家。我原本以為住中和已算遙遠，相較之下，還在新北市的我，真的近多了。

每個人扮演的角色不同，有的身兼媽媽和妻子，有些是多了一個奶奶或外婆的身份，還有少數像我一樣，則是女兒和女友的角色。大家有各自的經歷和生活，在幾次聊天之下，也逐漸了解彼此的世界。

至於乳癌的原因，其實真的很多很多。有的是工作壓力，有的是個性過於壓抑，有的是吃太多不健康的食物，有的則是家族疾病，有的還找不出原因。不得不說，乳癌的發生真的沒有一定的答案。不過，每個人仍然還是勇敢面對這場突如其來的考驗。

有些病友不僅要對抗病魔，也得繼續承受工作和家庭帶來的壓力，甚至還要分神照顧家中的失智長輩，或是年幼的孩子。所幸她們有很棒的神隊友幫忙分憂解勞。這時，家人的支持和體諒，往往是走向康復之路的最大關鍵。

我在診間時常遇見一位和媽媽年紀相仿的大姐，雖然她獨身未婚，但依然無所畏懼。而另一位年紀比媽媽略長幾歲的大姐，先生已過世，個性豪爽的她總是戴著帽子獨自前來住院化療，堅強的意志讓人深感佩服。精神極好的她，要不是換上了住院服，若是要說她是來醫院探病，也不會有人懷疑。

有次，我們兩人在討論放療後的皮膚和照護方法，由於有些人放療後，皮膚會出現脫皮現象，甚至會變的焦黑。突然，大姐拉開衣服，要我瞧瞧她焦黑的皮膚，我立刻表示不好意思，沒想到大姐接口說：「全切了，也沒什麼好害羞的。」我才敢放膽一看，當下就超級敬佩大姐的隨性灑脫。

雖然我們是因為乳癌而結識，不過我卻認為能認識這些女孩們，實在幸運無比。我從她們的身上學到了勇敢和堅毅，也才能因此完成這場挑戰。儘管我們相互扶持的時光很短暫，但她們的臉龐在我心中仍留下了深刻的印象。

隨著時間的流逝，同期的戰友們也先後順利畢業，直接晉升到只需定期返院回診的階段。我真心希望我們都能健健康康地走到人生的最後，加油！

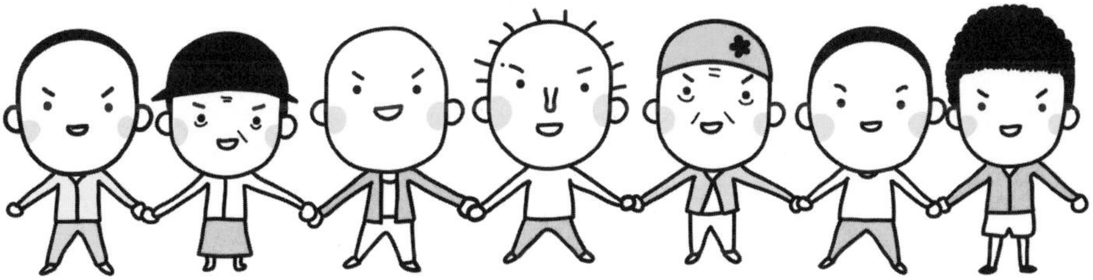

Part
⑤

我，又是健康的人了

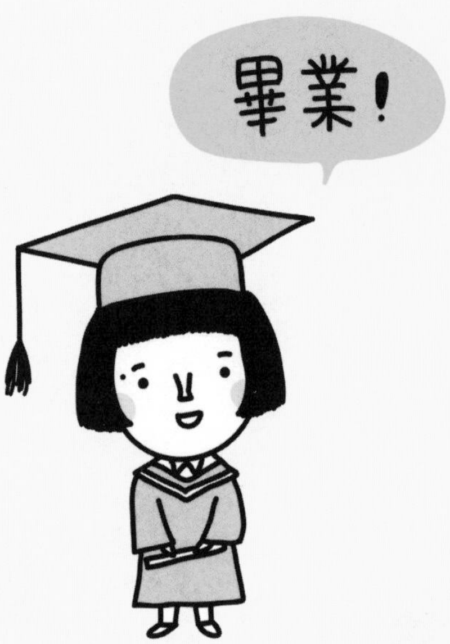

自二〇一六年六月到二〇一七年一月的這段期間，我經歷了一次手術、六次化療和三十五次放療，終於再次找回了健康。

原先因為乳癌而刻意培養的新習慣，現今仍然進行中。同時，我也持續練習不再勉強自己，不執著於結果，凡事順勢而為就好。

因為這一場抗癌之戰，我才發現自己比想像的還要堅強，原來只要有心，什麼事都能做到！

接下來的第二人生，我決定忘了原先設下的極限，努力去嘗試任何的可能性。時間永遠不等人，現在不做，更待何時！

27

改變命運，先改變自己：

生病後，我才開始懂得照顧自己的身體

對我來說，一月二十四日是一個特別的日子，爸媽還因此買了蛋糕來慶祝我的重生，從此刻開始，我的生日除了出生日外，又多了一個重生日，意義特別重大。細數這兩年來的改變，其實還挺不可思議的。

首先是飲食，我開始願意吃青菜和水果。猶記當時在辦公室享用協會準備的披薩午餐，貼心的秘書長四處分發青菜，我見狀立刻表明只願意認領二片菜葉，可以說非常斤斤計較。沒想到一轉眼，我竟能扒掉一大碗沒加任何醬汁的生菜，看的大夥嘖嘖稱奇。最意外的是，我終於能真正享受食物的原味，真令人驚喜。

一天五蔬果不再只是口號，而是真正落實於生活中，爸媽為了我的身體，考量到外面賣的青菜會有農藥殘留，才下定決心嘗試種菜，於是全家開始吃起了自己栽種的青菜。雖然會不時出現菜蟲的身影，但我們都清楚，這樣的青菜最健康。

每次的改變，像是脫皮一樣，

讓自己變得更好！

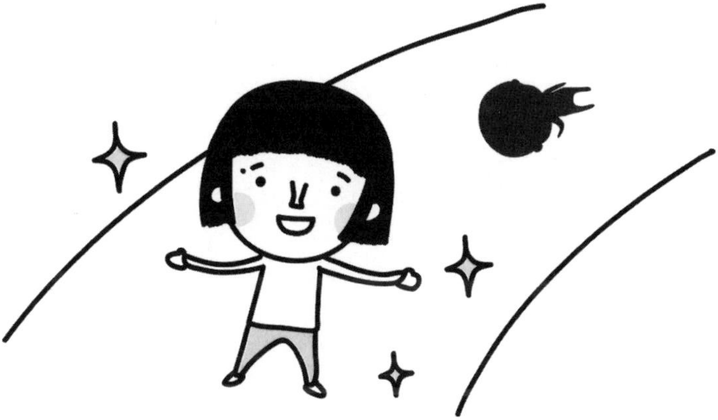

過去，我總是摸到深夜十二點多才會就寢。一被確診後，馬上改變作息，每晚十點就乖乖躺平，隔早六點多起床運動。一開始雖然調的很痛苦，不過久了，身體自然也養成習慣。現在的我不到晚上十點就昏昏欲睡，只想上床睡覺，聽來有些誇張，但我真的做到了！

還未離職前，我習慣在午餐後去散個小步，美其名是運動，其實就只是為了排解壓力，而無意間發現的街區風景，意外成為每日的小確幸。生了病，我開始建立晨間運動的習慣。一開始的快走一公里，竟默默進化成三公里的慢跑，進步雖然緩慢，不過我卻愛上了流汗的感覺。若是一早沒做運動，我還會感覺少了些什麼呢！

以往吃外食時完全不在意食物的承載容器，管它紙盒還是塑膠，反正內容物比較重要嘛！後來發現乳癌可能和環境荷爾蒙有關，於是我開始隨身攜帶環保餐具，並以玻璃保鮮盒或不鏽鋼保溫罐盛裝食物。換個角度想，這樣不僅健康，也比較環保唷！

生病之後，我認真看待自己所吃下去的每一口食物，為了不造成身體的負擔，我開始

多1秒，就是很棒的進步了!!!

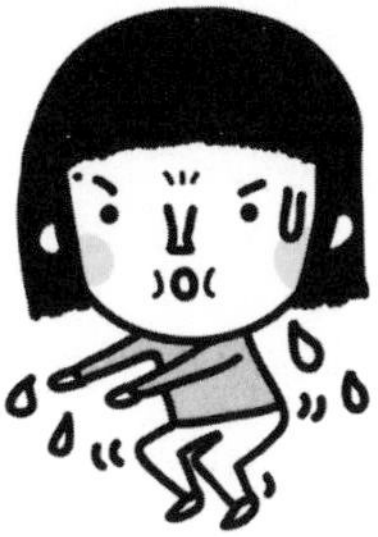

懂得吃進正確的食物，而不健康的犯規美食雖然偶一為之，卻讓人更加感恩珍惜。過去總要吃光所有的美食才肯作罷，現在只需一、兩口便能心滿意足，這樣也是一種好的轉變。

一個微小的改變，久了，也會產生深遠的影響，只要開始，永遠不嫌晚。第一次做不好沒關係，微調一下再出發。每一次的進步都值得慶祝，不需要特別在意結果，只要好好專注於自己想要的生活就好。

28

乳房檢查好怕怕：

該做的事都做了，至於結果，就順其自然吧！

每三個月一次的乳房檢查，彷彿是驗收自己這些月有沒有好好照顧身體，儘管不時提醒自己別太緊張，卻不免有些擔心，讓人不禁回想起這些月有沒有不小心做了一些不健康的事。

例行性的乳房檢查以X光檢查和超音波檢查為主，偶爾會安排乳房攝影。其中的X光檢查是最為簡單的一環，若是現場排隊人數較少，只需十分鐘就能搞定換衣和X光檢查。而胸部和腹部的超音波檢查需要空腹八小時，因此得預約排程。我總會指定較早時段。雖然當日將無法運動，不過完成檢查後，便能迅速餵食自己，免得挨餓太久。

檢查當天，完成報到和更衣後，便是等待的開始。直到聽見自己的名字，才奔進檢查室。不曉得是因為只穿著單薄的檢查衣，還是檢查室冷氣特別強勁，每每躺在檢查床上，

每月檢查清單

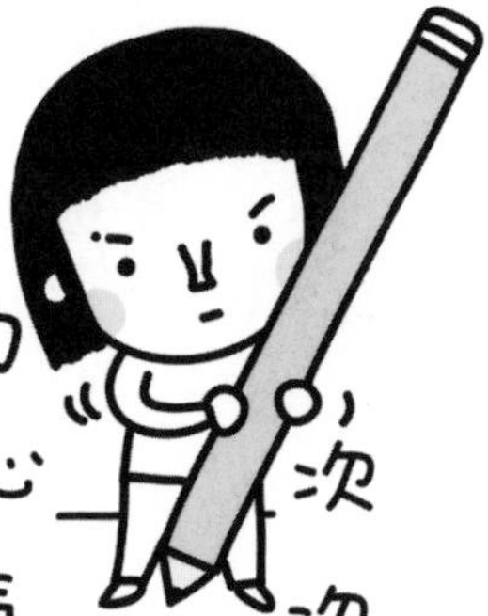

- ☑ 運動
- ☑ 5蔬果
- ☑ 早睡早起
- ☑ 放空
- ☑ 旅行
- ☑ 壓力
- ☑ 開心______次
- ☑ 生氣______次
- ☐ 吃犯規美食______次

都能感受陣陣寒意。幸好醫生立刻以暖和的毛巾蓋住赤裸的身體，就連作為傳導之用的凝膠也溫暖許多，讓人倍感貼心。

醫生邊拿著檢查儀器一路滑移，邊在小螢幕逐一掃視胸部和腹部的器官組織，每當她在某個地方多繞幾回，或特別多滾幾下，我雖明白這只是制式的檢查程序，但還是會忍不住多想。就說我是一個很容易想很多的人，老是會不自覺地在意醫生的每一個動作啊！檢查約莫二十分鐘便能結束，其實也不算困難。

最叫人糾結的是偶爾出現的乳房攝影。第一次的乳房攝影，儘管會有些不適，但還算可以忍受。沒想到手術之後，乳房攝影反而變的特別難熬，胸部被夾的超緊，各個角度都得拍上一張，尤其是開過刀的乳房更是特別嚴格，還被多夾了幾次，實在讓我苦不堪言。

我只好努力深呼吸倒數，不時鼓勵自己：「再忍一下！再加油一下！」重複幾次，我也終於順利完成乳房攝影。頓時，我只覺胸部彷彿變腫了！不，是變大了！有一種瞬間被隆乳的錯覺，也算不錯呀！

前幾次的檢查一完成，想到得等上好幾週才能知道檢查報告結果，就會特別焦慮。隨著檢查次數多了，倒也變的淡然以對，也許是因為自己這些月有乖乖運動，也有努力吃青菜水果，而犯規美食就只嘗了幾口。我雖然沒有百分百的信心，不過，該做的事都做了，至於結果，就順其自然吧！

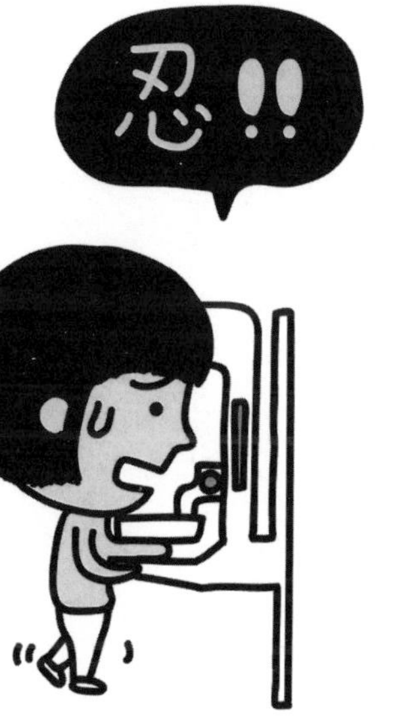

29

敢，不敢？

我不再想著敢？不敢？而是自問要？或不要？

小時候，我是家人眼中的乖乖牌。只知道要聽爸媽的話，乖乖把書念好。我不是一個聰明的人，只好努力靠著默背，來換取還不錯的成績，一考完試，當然也全部忘光光，更不用說學以致用。聯考後，我聽從爸媽的話，念了一間在當時算是很不錯的專科學校，連念什麼科系也是由爸媽決定。沒有主見的我，當時就只懂得聽從爸媽的安排。

專科畢業之前，因為想要有大學文憑，於是開始準備插大二技，我的考運還算不錯，幸運考上了南部大學的二技部，於是跑去高雄念了二年的會計系。好不容易順利畢業，我從學生的身份轉進會計的職稱，做了三年，才發現自己其實想做的是企劃，掙扎了好一陣子終於決定轉換跑道，過程辛苦，不過又覺工作實在太有趣。

三十歲，我一個人跑去澳洲打工度假一年半。返台工作幾年後，又和Wa老大跑去美國、

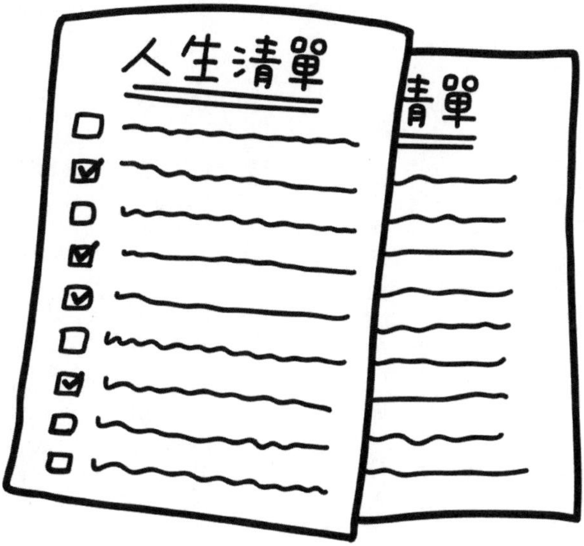
人生清單
清單

南美、加拿大玩了十個月。我不像其他同學有穩定的工作，也沒有自己的小家庭。一貫的隨心所欲總讓旁人為我捏了一把冷汗，在同儕朋友之中，我像是個長不大的孩子，老是任性地過日子。

從這樣的成長軌跡來看，我似乎不是一個害怕變動的人。老實說，每到抉擇時刻，我仍會裹足不前，我坦言自己是一個很沒有自信的人，因此也非常在乎別人的想法，只好努力在旁人眼光和自我期待之間尋求一個平衡點。

自從生病後，我的膽量莫名變大了，原本的界線也逐漸被抹去。也許是發覺自己已不太適合再繼續揮霍時間。我不斷想著恢復健康後要做些什麼呢？我翻出了幾年前列出的人生願望清單，再加上了幾條。儘管沒有任何計劃，但我明白人生沒有太多時間可以浪費，現在不做，更待何時！

過去，我總會在新年的第一天，翻開新買的筆記本的第一頁，洋洋灑灑地寫下今年的夢想計劃，沒想到，才過了二、三個月，原本的雄心壯志早已被日常之事消磨殆盡，全忘得一乾二淨。直至新的一年到來，我的夢想計劃才又得以再次重見天日，一年又一年，

生病前……

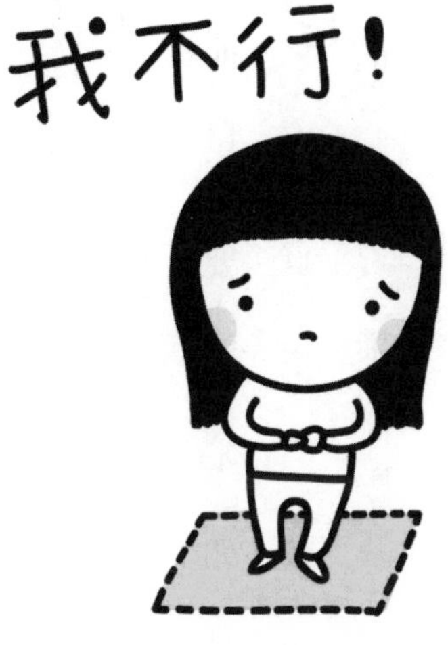

我仍然反覆騰寫那些被擱置多年的夢想計劃。

也許我把夢想這件事想的太複雜，或許那些計劃並非是我真正想實現的夢想，還是我太害怕失敗，才會一直選擇停在原地，沒有開始，就沒有所謂的失敗吧！

我總會說：「能力還不夠。」、「失敗會很丟臉。」、「時機還未成熟。」找了一堆藉口來合理化自己的怯懦，只想等到自己的能力變得超強，再去實踐那些想完成的夢想。現在才深刻體認到，時間永遠不等人。我決定放下所有的成見，去嘗試看看任何的可能性。若是沒有生病，我現在應該還是會繼續維持現況吧！

現在，我不再想著「敢，或不敢！」而是自問「要，或不要！」如果真心想要，那就奮力一搏，努力嘗試看看吧！有試有機會，沒試就真的是零了。至於，結果是成功或失敗，其實也不再重要。仔細想想，我的得失心反而沒以前那麼嚴重，也算是一個大躍進呢！

生病後……

好！我來試試看！

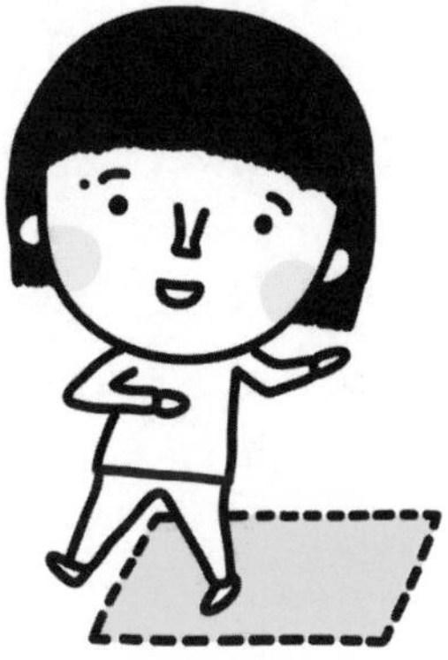

30

在意別人，不如讓自己快樂：

現在的生活是自己想要的，還是別人期待的？

由於我的雙耳先天不靈光，連帶影響了口語，因此我特別在意旁人的看法。雖然自信心不足，卻意外養成了親切隨和的性格。不過，偶爾還是會因為別人的眼光或對待，而莫名在意不已。

為了配合別人的要求，即使是不必要的人事物，我仍然會勉強自己，有些事太強人所難，礙於面子問題，我照樣咬緊牙根努力完成任務。可是，老實說，現在哪個人不是這樣過日子的。

以前認為忍一下就過去了，卻沒料見那些日積月累的壓力，早已壓得自己喘不過氣。我現在才明白，為了滿足他人的期待，反而會走進痛苦的深淵，還是靜下心好好想想，眼前的事，究竟是自己想做的事？還是別人想要自己完成的事？

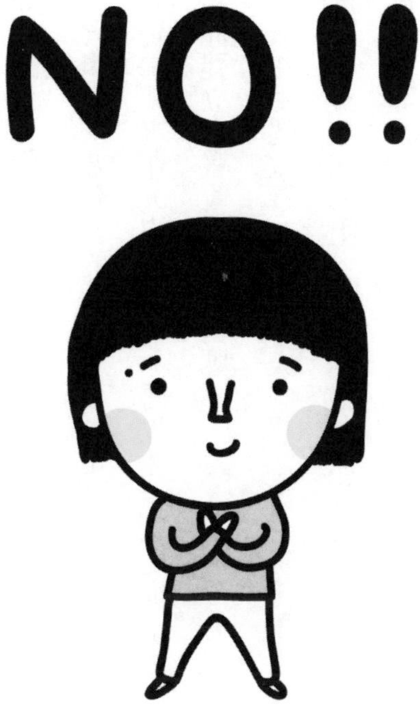
NO!!

自從生病之後，與其說自己變得不像過去一樣隨和，不如說是會先思考這件事做了會開心，還是會有所負擔，自己的心永遠最清楚答案。因此，我會把時間留給最重要的自己、家人和朋友。以前說走就走的聚會，現在全憑心情而定，也因如此，我開始學習說「不」。也許先前的好人緣會受到影響，但我真心覺得，現在自在多了。

過去會很在意同學、同事、朋友對我的看法，我甚至四處詢問大家對我的看法，或是敘述我的優缺點，大概是當時實在太沒有自信，所以才希望能從別人對我的印象中，找出引以為傲的優點，藉此建立自我肯定的價值吧！

如今，我練習將自己放在主要位置，至於旁人的想法，不曉得是因為年紀長了，還是曾走過抗癌之路，我漸漸不會放在心上。我真的很感激那些出自於關心的建議和擔憂。不過，我的人生，是自己要面對的課題，而不是仰賴著他人的指南針，來為自己找到正確的路。只有自己才能瞭解內心真正想要的是什麼，不是嗎？

生命的長短沒有絕對，如果還得把別人的想法當作人生的方向，那也未免太辛苦了。那些不對的人事物，就先暫擱於一旁吧！人生最開心的事，莫過於能夠勇敢做自己，只有真心接納自己的不完美，才能放下那份莫名的執著，時間一久，原先很在意的缺憾好像也沒什麼大不了。

現在我知道，要隨時聆聽內心的聲音，好好專注於自己想要的，每一步跟隨自己的內心就好，日子反而過的比以前快樂呢！

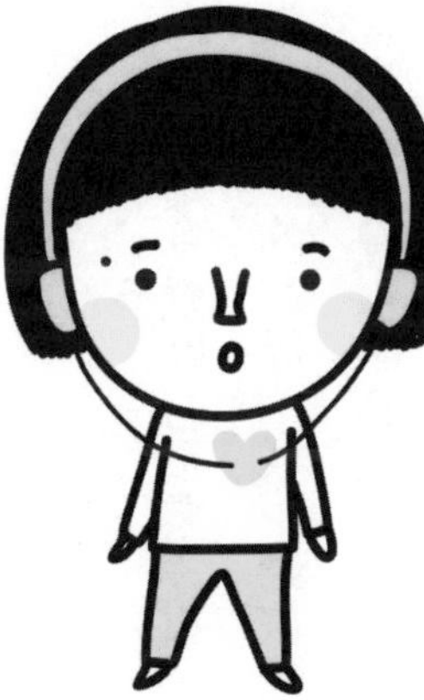

31

我想要的第二人生：夢想很多，但最希望自己能健健康康的變老

在完成了第三十五次的放療後，我滿心雀躍地走向放療室等候區的畢業鈴鐺，用力敲擊三下，「噹！噹！噹！」清脆的鈴鐺聲頓時填滿了室內的寂靜，我不禁放聲大喊「耶！」熟識和不熟識的病友們也紛紛表示恭喜，我邊和病友們握手道別，邊鼓勵著大家要繼續加油，很快就能畢業唷！

一路走到出入口附近的放療報到處，還暗自提醒自己待會要和護士說聲謝謝，然後，以「掰掰！」來取代不能說的那二個字。我走出放療室，耳邊不時傳來的鈴鐺聲，彷彿宣告著我的「第二人生」正式開始。隔天，爸媽特別買了蛋糕來慶祝我正式恢復健康，讓我特別感動。

我，終於，又是健康的人了。除了每日早晚必吃的一顆藥錠，每個月得返回醫院沖洗

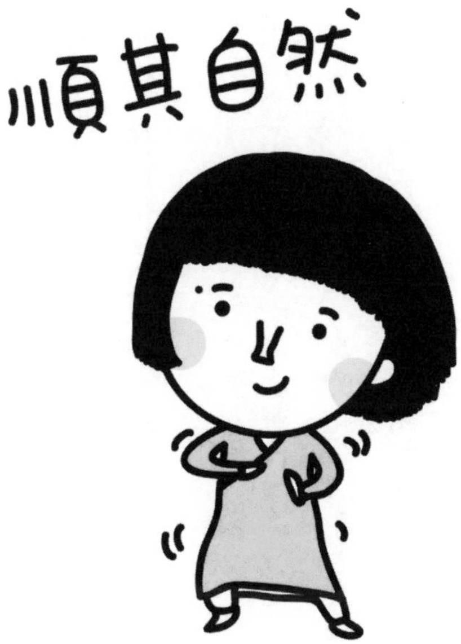
順其自然

人工血管之外，我和大家一樣過著正常的生活。我開始想著第二人生，究竟要做些什麼事呢？以前總會訂下宏偉的計劃，卻沒一個實現，現在，也該行動了！

一開始，我只是想分享抗癌前的南美流浪記錄，來幫助許多像我和Wa老大一樣不懂西文的旅人，透過我們的親身經歷，也許大家會更有勇氣去南美旅行吧！於是，我開始試著去各家出版社投稿，也不抱任何期待。沒想到我特別幸運，竟遇見了願意幫素人出書的出版社，讓我驚喜不已。

二〇一八年十月，我人生中的第一本書，南美旅遊書，終於上市，看見自己的書被陳列在各家書店的展示區，我只覺得不可思議，真的超級感謝老天願意幫我一把。由於我們在南美待了太久，於是，我的南美第二本書，也順利地在二〇一九年元旦上市。能有如此境遇，我只有滿滿的感恩。

除了南美之外，我也想分享自己的抗癌過程。也許就能幫助像我一樣的人。於是我再次投稿，同樣不抱任何期待。沒想到，我又幸運遇見願意給我機會的出版社，讓我得以用文字的形式，和妳們訴說那些不為人知的心情點滴。

以這三本書做為無業四年的代表作，我覺得是最好不過了。未來，想完成的夢還有很多，不過，我唯一確定的是，希望自己能夠健健康康的過日子。現在的我，雖然無法想得太長太遠，不過我相信只要有心就能做到。

至於運動、飲食和生活作息各方面，我沒有強迫自己一定要每天達標，不過仍會努力去完成每天該完成的健康清單。就和念書一樣，雖然每天都定下了進度，若是今天沒做，隔日記得補足就好。現在的我，正在學習放下執著，並期許自己在未來的每一天都能活的自在一點。

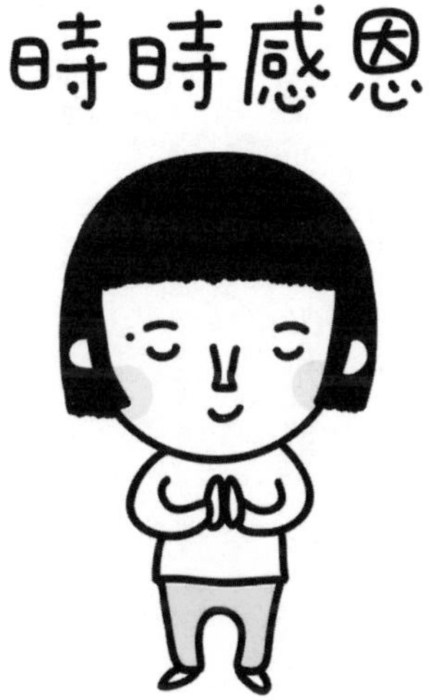

32

學會愛自己：

愛自己不是說說就好，而是要真心對自己好

過去，我有個不太好的習慣。有些事，我會想盡辦法使命必達，若是結果不好，往往會譴責自己犯下的過錯。現在，則是深刻體會了有些事錯了就是錯了，一直沉浸在自責的情緒也不是辦法。我就是太任性了，老是肆意揮霍自己的青春和健康。也許是因為不夠愛自己，才頻頻做出了許多傷害身體的行為。

治療的這段期間，可以說是我和身體最親近的時刻。我不僅開始記錄起體重，也逐一觀察自己身體的所有變化，我終於理解了屬於平凡健康的快樂，並試著去享受這場人生的暫停。

我因為白血球過低，讓化療的副作用變得明顯強烈，化療那一週正是瘋狂嘔吐期，我不斷製造一個又一個的嘔吐袋，有時塑膠袋的使用超乎預期，我還得匆忙殺進廁所對著

馬桶狂吐，久了，我開始懂得分辨嘔吐的等級，甚至能預測此次將是淺淺一嘔，還是一發不可收拾的嘔斷絲連。

做完了放療後，我的左胸變的不容易流汗，就連開過淋巴手術的腋下也是如此。每次完成晨間運動，我內衣的左胸和腋下永遠乾爽無比。當時只覺恐怖，還特別問了醫生，醫生仍是一派平靜地回答：「放療後的皮膚會變的比較乾。」我也只好接受這個無法改變的事實。

過了好幾個月後，我不記得是哪一天的清早，我完成運動準備沖澡時，頓時發現內衣的左胸和腋下部位竟出現了流過汗的水痕，無預警的大驚喜，讓我不禁在浴室高喊著：「天哪！妳們回來了！」也許有人會覺得理所當然，對我而言，卻是身體正慢步走向健康的寶貴證明，令人特別開心。

看似普通的流汗，現在看來格外珍貴。我終於明白，有些事沒變，其實才是最好的祝福，原來身體其實一直很努力修復那些暫時故障的部份，我雙手環抱著自己，並輕拍自己的肩膀，感動的我忍不住對自己說著：「妳實在是太棒了！謝謝妳！」

第一次化療後的光頭，在第五次化療後，開始長出了一些細微的頭髮，在原本光溜溜的頭皮一路蔓延著，頭髮從無到有的轉變，讓人覺得驚奇。又黑又捲的頭髮以緩慢的速度一路生長著，我以前的頭髮僅有輕微的自然捲，卻沒料見新的頭髮會變的如此Q毛，經過幾次修剪，原本的大Q也變的小Q。不過，頭髮的存在本身就是一件好事呀！

愛自己，不是嘴巴說說就好，而是真的要發自內心地去做出那些對自己好的事情。到現在，我仍然會常常摸著自己的頭說：「妳真的好棒！」我想，若是學會把身體視為另一個個體，就能時常記得要好好愛自己呢！

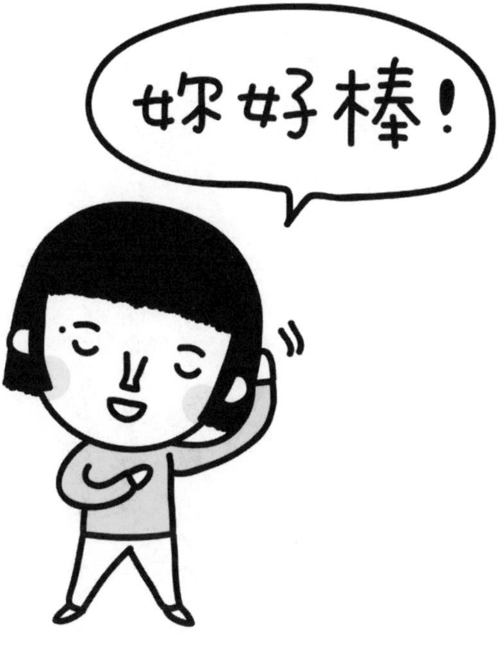
妳好棒！

33

謝謝你們：真心感謝這一路陪我走來的你們（抱）

二〇一八年七月，我拆掉了人工血管，這兩年多的抗癌之路，身上雖然多了幾個戰鬥的勳章，不過，現在回想起來，心中仍然是滿滿的感謝。因為大家的幫助，我才能再次找回健康，這份感激之情不可言喻。不過，我仍想透過此篇，和陪著我一路走來的你們，表達最真心的感謝。

謝謝現在已在天堂的阿公，給了我堅持的勇氣和力量，讓我能逐一完成自己想做的事。雖然在阿公的心中，我仍然是個很傻很天真的孫女，不過，我會努力好好照顧身體，盡可能讓自己健健康康的。

謝謝我的爸媽，在我最虛弱的時候，給了我無比堅強的力量和支持，讓我無後顧之憂地待在家裡休養。現在，我才真正體會到父母的愛是無私的，家人永遠是最堅強的後盾。

也謝謝許多長輩們，一得知我生病，紛紛給予關心，不僅給了我力量，也給了家人最棒的支持。

謝謝Wa老大這一路仍然始終不變，他不僅陪著我一起通過考驗，也做出了許多調整和改變。當我在尋找人生的新方向時，他總會支持和包容我那天馬行空的想法，並不時鼓勵著我去做自己想做的事，讓人特別感動。

謝謝我的同學、同事、主管、朋友和粉絲，在這段期間的關心和祝福，那些不時傳來的關心，或是新鮮放山雞、親手做的加油陶杯、滴雞精、營養品、康復紅包、打氣書等等，甚至還特別跑來找我喝咖啡，就連中南部的朋友也特地北上探望，你們的貼心都好讓我感動不已。尤其是看到老娘那顆沒什麼毛的光頭，還能視若無睹的繼續談天說地，你們真的好棒棒！

謝謝振興醫院的蘇正熙主任醫師、王崇義主任醫師、助理醫師們的齊心努力，幫我找回了一個健康的身體。也好謝謝一般外科、放射治療科、手術室、住院中心、門診化療室、影像醫學部、病理檢驗部等部門的全體醫師和護理人員，讓我在這段期間能得到許多妥善貼心的照顧。

謝謝那些在診間和病房結識的戰友們，不僅無私分享了許多小撇步，妳們的堅強樂觀，無形之中給了我無比巨大的勇氣來面對乳癌。此時此刻，我真心希望大家都能一起健健康康地變老唷！

謝謝台灣失智症協會湯麗玉秘書長、振興醫院放射治療科王崇義主任醫師、癌症希望基金會鄭凱芸副執行長，在繁忙工作之中，仍願意撥出時間為我寫了推薦序，您們的字句間傳來了溫暖的祝福，讓人感動莫名。也謝謝振興醫院一般外科蘇正熙主任醫師、癌症希望基金會蘇連瓔執行長、知名網紅馬修太太特別為此書掛名推薦，我除了感動，還有滿滿的感激，自己實在太幸運，才能擁有您們的支持和鼓勵呢！

最後，要特別感謝幸福綠光出版社，這本書才能得以問世。當初特別記錄了這些心情點滴，無非是希望能幫助和我一樣的人，能更有勇氣去面對乳癌一事，只要相信醫生，相信自己，我們都能堅強度過此次的挑戰！加油！

再次謝謝你們！

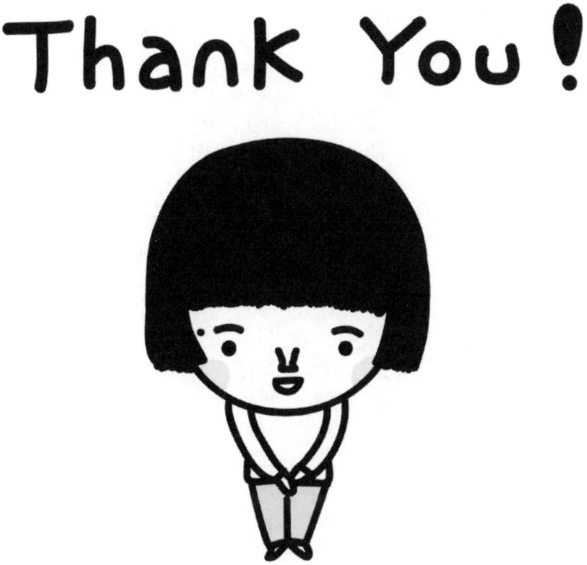
Thank You!

再版序

希望繼續為病友們帶來勇氣和信心！

某日，我和病友談起了彼此的過去，我提及自己年輕時，從會計直接跳進了陌生的企劃領域，想起自己當時這麼勇敢，真不可思議。她問：「那你會後悔嗎？」沒想到，我不加思索地表示「不會！」若是以前的我，可能還是無法如此果斷回答，這一刻，我才意識到，現在的自己竟能真心接納和包容那些令人糾結的生命歷程。

如果二十幾歲的我，選擇留在那間很棒的大公司，繼續當個小會計，也許會很快結婚生子，根本不會在澳洲當個農婦和清潔婦，也不會遇見Wa老大，更不會有南美流浪行，也完全不知道自己竟能做些和會計截然不同的工作。對了，搞不好，也有可能不會得到乳癌喔！仔細想想，只要在某個時機，選擇了另一條路，人生歷程也會跟著重新洗牌。這，是不是很有趣呢！

乳癌，其實也是我的轉捩點之一。她，提醒了我健康並不是理所當然，每個行為，每個念頭，都深深影響著身體的運行。原來，想要健康，得要好好認真照顧自己呀！完成治療後的這些年，我依然努力學習著好好愛自己，儘管進度緩慢，不過想想，我不愛自己很多年了，怎麼可能在這幾年就扭轉成功呢？更何況，現在改變還不遲，慢慢調整就好。

另外，如何勇敢表達情緒，也是一門得好好重修的課題，這些年，我試著表達那些難過的、委屈的、生氣的情緒，許多卡在心裡的結，在說出來的瞬間，竟也莫名得到了療癒，那感覺真是再好不過了。對了，我也終於對阿爸阿母說出「我愛你！」雖然他們老是回答：「妳很三八吔！」但我的內心特別溫暖踏實，這些轉變絕對是過去所無法想像的奇蹟呢！

寫了這本書後，一直無法確認這些經歷是否能幫助那些和我一樣的病友，沒想到出版幾個月後，我收到了病友的私訊，她說：「這本書為她帶來了很大的勇氣」當下，我非常感動，也好慶幸自己如實寫下了過程，對我來說，能夠實際幫助到病友，才是這本書存在的意義。我也真心希望，這本手記能繼續為病友們帶來勇氣和信心，來面對這場人生的大挑戰喔！

最後，祝福大家健康平安！

癌症的背後，潛藏各種「壓抑到無法負荷的情緒」

現代人越來越注重養生，舉凡有機飲食、營養補充到樂活運動，一樣都不少。然而，儘管追求健康、注重養生的人越來越多，但國人各種癌症的發生率卻是年年增加！為什麼注重養生的人，卻躲不過病魔糾纏？那是因為「養生」的同時，往往忽略了養「心」。「心」是什麼？心就是你的情緒狀態，假如你不懂得如何面對並處理自己的情緒，甚至逃避、壓抑，日積月累，最後情緒就會以「症狀」，甚至「疾病」的型態爆發出來！

情緒可以變毒素，也可以是禮物

事實上，在我從事自然醫學的臨床經驗中，我將情緒視為動力，視為一項生命的禮物。

為什麼我說疾病的背後跟情緒有很大的關係，不僅是疾病與痛苦的根源，但同時又是一項禮物呢？

因為我發現，當我們逃避或壓抑情緒，不去正視它的時候，它就會成為一種情緒毒素，累積在我們身體內，並且影響五臟六腑的運作；但是我們也可以透過面對與接受我們的情緒，如同資源回收場一樣，將原有的情緒垃圾變成讓生命更為富有的黃金。

很多人都習慣壓抑自己的情緒，或是逃避自己內在的感覺與感受，這些我們壓抑或逃避的情緒如果沒有解除，它們就會變成有形的情緒毒素存留在身體，或是卡在身體的某些部位。例如：當憤怒的情緒累積，久而久之肝就會出現問題，因為憤怒跟仇恨的情緒會變成有形的毒素累積在肝臟裡，所以肝癌的病人，我首先處理的是他的憤怒，甚至是他更深的仇恨情緒。

情緒就像排泄物，一堆積就出問題

我常說這些情緒毒素就像身體的排泄物一樣，它們都是你身體不要的東西，你應該將它們釋放出來，而不是讓它們繼續存留在體內，就像沒人會把大便留在身體裡而不去上廁所，因為大家都知道這些東西是不要的，如果沒有把它們排出來，身體會生病；同樣的，情緒毒素如同排泄物，長期把它堆積在體內就會產生問題。

但是，要如何將這些情緒毒素排出來呢？我不是鼓勵你可以對著某人咆嘯怒罵，而是你可以在獨處的時候，好好地把內在沒有表達的感覺講出來，就像我們想上廁所，通常會選擇在廁所裡將身體不要的東西排泄掉，而不會選擇在大庭廣眾隨地大小便一樣，除非你已經隱忍到自己再也無法忍耐的地步。情緒的壓抑也是一樣，當你壓抑自己的情緒到某個程度，它一定會在某個關鍵點爆發，就像是一直忍住屎尿不去上廁所，到最後就會忍不住在大庭廣眾下將排泄物大在褲子上。

情緒的毒也像糞便一樣，該出來的時候就要找個適當的場所讓它出來，不要堅持非得管理和壓抑。不管你用什麼方式去掩蓋它，最後它終究得要排出體外，一味的累積只會讓自己的身體產生更多問題，到最後可能會形成某種疾病，或透過某些痛苦事件的發生讓它有機會可以出來。

心的連結從面對情緒開始！

很多人習慣壓抑與隱藏情緒，避開不去處理這些毒素，有些人甚至連自己的情緒都觸碰不到，因為他們習慣用正面思考的方式直接跳過而忽略了自己的情緒，更嚴重的是，這樣的模式長期下來，會變得對很多事情都沒有什麼特別感覺。當社會上每個人都如此，我們的社會就會變成一個疏離、冷漠的社會，這種狀況國外比台灣來得嚴重，這是因為時代與社會型態的轉變，人們得承受更多壓力，也更習慣去壓抑自己的情緒，當人與人之間的互動越來越少，人與人之間的距離也就因此越來越遠。

有鑑於此，有些人開始談感動，也有越來越多人從事助人的活動，為的就是縮小人們之間的隔閡，並且在人與人之間再度產生心的連結。但是如果想要與別人的心產生連結，就得先面對自己的情緒，讓感覺回到我們的生命當中。

如果你總是用正面思考壓抑情緒，總是用正面思考逃避內心的感覺，總是活在冷漠、無法吸引你的生活裡，那麼你得開始去看見並接受你的情緒，才有辦法對情緒作進一步的處理。因為情緒不是機械，也不是邏輯性或是理性的東西，它無法被管理，它只能夠被處理。

個性固執、永遠犧牲奉獻的C型人格要小心

據我這十幾年臨床上的觀察，我發現癌症病人通常會有某種特定的人格特質，而且這樣的人格特質總是左右著他們的思考邏輯與行動，導致他們很容易陷於某種情境而無力跳脫。

例如有些癌症病人總會有一種很奇怪的堅持，就算你說得口沫橫飛也很難打動他們。

他們總是穩穩地在那裡，動也不動，然後告訴你各式各樣他們不為所動的理由或原因，而那些理由與原因通常會讓你好氣又好笑，如果你的身邊也有癌症病人，你可能會更容易了解這樣的狀況。

癌症病人另外一種明顯的性格，就是所謂的「C型人格」。我曾在美國知名心理學家莉迪亞提摩蕭（Cydia Temoshok）的書上看到他對C型人格有很完整的研究與發現，國外也有許多相關的研究在談論C型人格可能就是癌症傾向的人格，他們也設計出一些相關的檢測問卷與表格供大家自我檢視。

在我自己的臨床經驗上發現，罹癌的人很習慣將日常生活中的情緒累積下來，所以他們幾乎都是別人眼中很隨和、不會拒絕別人的濫好人，他們的個性都具有極高的容忍度，但也因為這樣的人格特質，導致這些人罹癌。

癌症病人除了過分隨和這種濫好人的特質外，還會有過度追求精神層面的傾向。我不是指有宗教信仰或追求靈性生活的人就是C型人格，我是指有些癌症病人對靈性部分有著過度的追求，宗教也可能是其中某些部分，他們對於人世間的生活反而顯得不太感興趣。這些人格特質就是所謂的C型人格：他們是大家口中稱讚的好人、他們總是具有犧牲奉獻的情懷、他們不太表達自己，而且總是把自己的情緒控制得很好。

癌是「症」不是「病」，徹底改變就可擁有新生命

無論是癌症的預防，還是治療或後續追蹤，「長期以來的情緒狀態」都是不可忽略的重要關鍵。那麼，一個人為什麼會長期處於某幾種情緒之中、無法處理呢？其實和「個性」有關，例如好好先生、好好小姐，往往會將苦往心裡吞，所以容易有憂愁悲傷的情緒，而固執、自我的人則比較容易生氣等等。因為反覆出現的症狀或慢性化的疾病，都是由情緒的累積所造成，而情緒的產生與面對的態度，則是受「個性」影響。

從自然醫學的角度來看，癌症只是一種症狀而不是疾病，是身體嘗試自我療癒的最後手段；它是在提醒你，接下來你要過的生活，必須和過去完全不一樣才行！

如同本書作者珮瑜，罹癌前是一位非常在意他人眼光、總是壓抑負面情緒、隨和且不會拒絕他人的好好小姐，與前述的C型人格相當吻合；罹癌後，她大刀闊斧地改變自己的飲食習慣、生活作息，同時不再顧著討好別人、坦承面對自己的情緒、把自己放在最優先的位置……，這就是我說的，情緒可以變毒素，也可以是禮物，如果你將情緒視為動力，它就會成為你生命的禮物。

再生診所院長．台灣國際健康新知推廣協會理事長

黃鼎殷

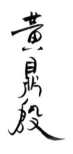

羅癌，是我生命中的禮物

從此勇敢表達情緒，不再當好好小姐

國家圖書館出版品預行編目資料

羅癌，是我生命中的禮物　從此勇敢表達情緒，不再當好好小姐 / 林珮瑜圖 . 文 .
-- 二版 . -- 臺北市 : 幸福綠光 , 2019.11
面；　公分 . --
ISBN 978-957-9528-62-7 (平裝)
1. 癌症 2. 病人 3. 通俗作品
416.2352　　108018500

作　　者：林珮瑜
繪　　圖：林珮瑜
美術設計：陳慧洺
圖文整合：蔡靜玫

責任編輯：何　喬
編輯顧問：洪美華
行　　銷：莊佩璇、黃麗珍

出　　版：幸福綠光股份有限公司／新自然主義
地　　址：台北市杭州南路一段 63 號 9 樓
電　　話：(02)23925338
傳　　真：(02)23925380
網　　址：www.thirdnature.com.tw
E-mail：reader@thirdnature.com.tw
印　　製：中原造像股份有限公司
初　　版：2019 年 2 月
二版一刷：2019 年 11 月
郵撥帳號：50130123 幸福綠光股份有限公司
定　　價：新台幣 300 元（平裝）
原書名為《重生，讓我更勇敢！大齡女子的抗癌手記》

本書如有缺頁、破損、倒裝，請寄回更換。
ISBN 978-957-9528-62-7
總經銷：聯合發行股份有限公司
新北市新店區寶橋路 235 巷 6 弄 6 號 2 樓
電話：(02)29178022　傳真：(02)29156275

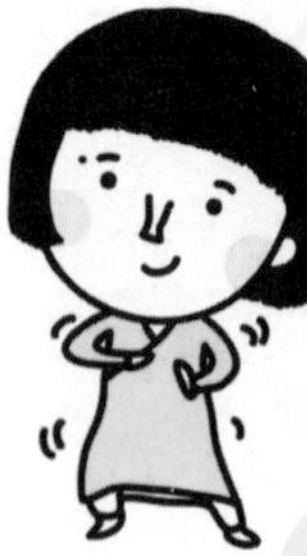

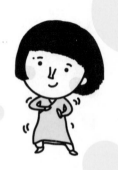